S0-FQO-161

DISCARD

SPANISH FOR NURSES

& ALLIED HEALTH SCIENCE STUDENTS

Prepared by
Kingsborough Community College of the City University of New York

PROJECT DIRECTOR DR. JULIO E. HERNÁNDEZ-MIYARES, Ph.D.
MAIN RESEARCHER DR. ELIO ALBA, Ph.D.

Arco Publishing Company, Inc.
New York

PC
4120
.M3K5
1977
cop.1

Project Director - Julio E. Hernández-Miyares, Ph. D.

Main Researcher - Elio Alba, Ph. D.

Researchers/Instructors - Evelio Pentón, Ed. D.
                          Ronald Schwartz, Ph. D.
                          Miguel Soto, Ph. D.

Special Consultant - Dr. Oscar Fernández de la Vega
                     Hunter College [CUNY]

Project Evaluator - Dr. Eugenio Florit
                    Emeritus, Columbia University

Textbook Illustrations - Arq. Guillermo Núñez

Second Arco Printing, 1978

Published by Arco Publishing Company, Inc.
219 Park Avenue South, New York, N.Y. 10003
by arrangement with Research Foundation (CUNY)

Copyright © 1974 by Research Foundation (CUNY)

All rights reserved.
The materials herein were developed under Vocational Education
Grants authorized by the New York State Education Department
and are for the exclusive use of Kingsborough Community College
jointly with the Research Foundation of the City University of
New York. Other limited use will be by written permission only.

Printed in the United States of America

Library of Congress Cataloging in Publication Data

Kingsborough Community College.
    Spanish for nurses and allied health science students.

    1. Spanish language--Conversation and phrase books
(for medical personnel) 2. Spanish language--Grammar--
1950-   I. Hernández-Miyares, Julio E. 1931-
II. Title.
PC4120.M3K5 1977   468'.3'421024613   76-41408
ISBN 0-668-04127-7

R0059312789

$10.00

PREFACE

Spanish for Nurses and Allied Health Science Students is a
course designed for beginners who, because of occupational
necessity, will have to communicate with patients and
hospital personnel whose native language is Spanish.
Stress is placed upon conversational aspects of the language.
Consequently, those who complete the course will understand
the reactions of Spanish speaking people to everyday life
situations such as those presented in the text. At the
same time, students will be able to express, in simple
Spanish, what they want or have to say. They will also
posses a beginner's level reading and writing ability.

The course will be a one or two semester course, depending
upon the number of contact hours per week. Special emphasis is placed upon the use of practical and meaningful
hospital-related vocabulary. Nursing and medical
situations are those experienced in everyday life. Each
Unit's dialogues and phrases are those commonly used in
Spanish. Regionalisms have been avoided as much as possible.
Nevertheless, the Instructor will present accepted variations if commonly used in the geographical area being

served. In this way students may deal with many accepted colloquial expressions whose use depends upon the speaker's nationality.

Each Unit presents one or more common life situations, pronunciation drills, grammatical points and exercises. This comprehensive presentation will assist the student to achieve a solid background in the language.

Each Unit Contains the Following:

1. One or more scenes or dialogues presented as situations with correspondingly appropriate basic and additional vocabularies.

2. A list of regular and irregular verbs used in the Unit. The irregular verbs are completely conjugated. Regular verbs are referred back to the model verbs presented in the first three lessons.

3. Substitution drills based upon the most important sentences and essential phrases found in the scenes. These drills, offered for systematic practice, provide needed reinforcement of the most useful Spanish dialogue patterns.

4. Narrative summaries of the Unit's scenes or dialogues. The Lectura may be used as reading material or as the basis for weekly dictations.

5. A complete set of questions covering all essential topics found in the dialogues, as well as a practical questionnaire applicable to general situations.

6. Grammatical points logically presented to facilitate understanding by beginners. Examples and exercises

follow all grammatical explanations, being based upon sentences and phrases found in the dialogues.

7. Pertinent illustrations of described scenes and basic vocabulary words. This visual presentation assists students to link the object with its Spanish equivalent without reference to English.

In addition to the Text, a complete Workbook is provided. The Workbook consists of a wide variety of additional exercises to be used in the classroom, at home or in the Language Laboratory. It is recommended that all Workbook exercises be completed after exposure to each Unit, thus verifying total comprehension of the material. The Workbook will also emphasize written aspects of the language. It will serve as positive reinforcement for the material already learned, through systematic repetition of vocabulary and sentence structure.

It is important to stress the following two special features found in the Text:

1. Simultaneous presentation of the three basic single tenses of the Indicative: the Present, the Preterite and the Future. Although this non-traditional approach might appear excessive to some Instructors, our year-long experience has been more than satisfactory. Student reaction has been positive after the first few weeks of class.

2. The lack of a formal presentation of the Subjunctive Mood in the textbook. Most simple situations presented

in the textbook do not require the more complicated
forms of the Subjunctive, especially in a beginners'
conversational course. Only in the last Units have
one or two expressions requiring the use of Subjunctive
been included. They are presented without grammatical
explanation. Except for English translation of sentences
or phrases, the Subjunctive will not be covered until
students have reached a more advanced level of Spanish.

For the convenience of the students a Spanish-English/
English-Spanish vocabulary is provided at the end of the
textbook. Both vocabularies are complete (with only a few
exceptions) for cognates, for some past participles used
as adjectives and for certain names. Both vocabularies
contain the words found only in the exercises and examples
employed in the textbook. Idioms are listed under the most
important word of the phrase.

In addition to the Text and the Workbook, a full set of
Videotapes, Audiotapes and other audio-visual aids have
been developed for each Unit. This material will permit
the Instructor to present a wider and more attractive
perspective to all students. It will create an experience
of total immersion in the Spanish language, the prime
objective of this course.

We wish to thank all our colleagues, members of the Administration, staff and students at Kingsborough Community College

for their help and cooperation in the preparation of this course and its materials.

Finally, we wish to express that this project has been made possible thanks to the support received from the Bureau of Two Year Colleges, New York State Education Department, through Vocational Education Act Grants awarded during the academic years 1973/74 and 1974/75.

SPANISH FOR NURSES AND ALLIED HEALTH SCIENCE STUDENTS

TABLE OF CONTENTS

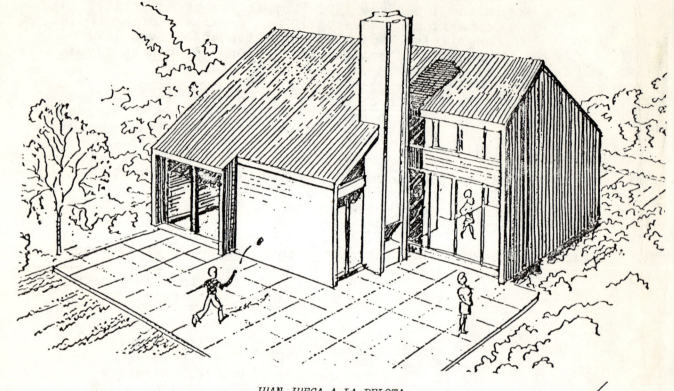

JUAN JUEGA A LA PELOTA

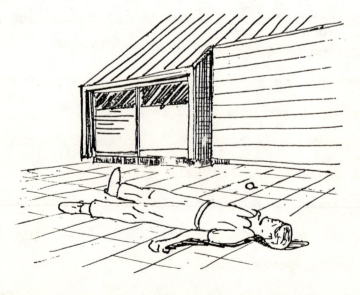

JUAN CAYÓ AL SUELO

SPANISH FOR NURSES AND ALLIED HEALTH SCIENCE STUDENTS

UNIT I
UNIDAD I

Escena I-Scene I

En la casa

Ana: -Mamá, corre, ven pronto.

María: -¿Qué dices, Ana?

Ana: -Que Juan está con mucho dolor en una pierna.

        (María, la madre, va al jardín; Juan está en el suelo.)

María: -¿Qué te pasa, Juan?

Juan: -Creo que me partí una pierna. Me duele mucho. Por

        favor, llama pronto al médico.

María: -Primero voy a llamar a la ambulancia para ir

        al hospital. ¿Te duele mucho?

Juan: -Sí, (mamá) pero puedo tolerar el dolor. Corre y llama pronto

    por teléfono a la ambulancia. Y tú, Ana, tengo (mucha) sed

        y deseo beber agua.

Ana: -Ahora mismo traigo el agua. Pronto vendrá la

        ambulancia.

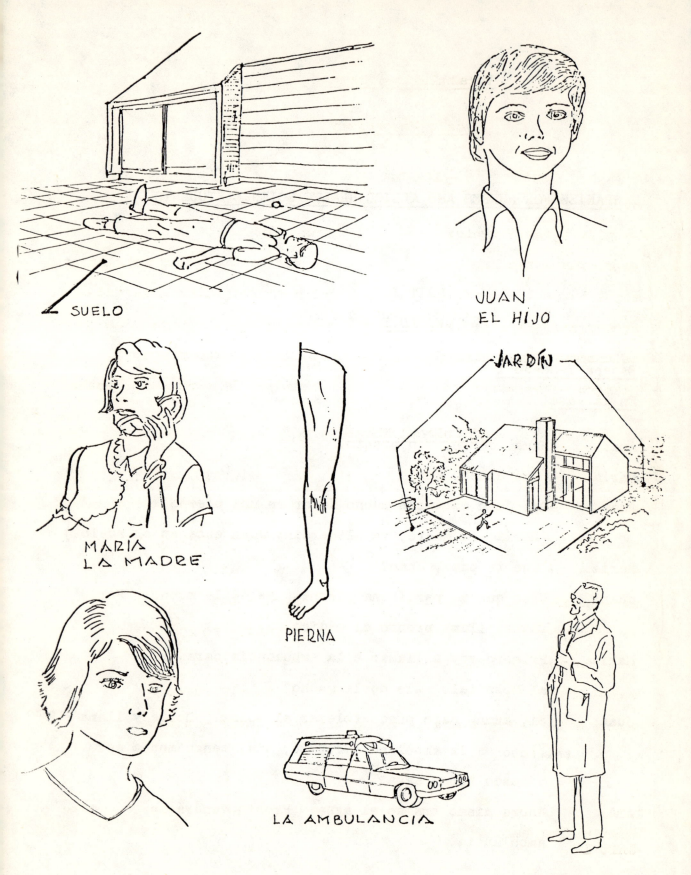

SUELO

JUAN
EL HIJO

MARÍA
LA MADRE

PIERNA

JARDÍN

LA AMBULANCIA

EL DOCTOR

Vocabulario-Escena I

Basic Vocabulary

el suelo - the floor, ground

el hijo - the son

la hija - the daughter

la pierna - the leg

el jardín - the garden

el hermano - the brother

la hermana - the sister

el agua - the water

Juan - John

María - Mary

Ana - Ann

la ambulancia - the ambulance

el hospital - the hospital

el médico - the physician

el doctor - the doctor

la madre, la mamá - the mother

Additional Vocabulary

con - with

a - to

en - in/on

al - to

me - to me

te - to you

le - to you, to him, to her

sed - thirst

ahora mismo - right now, immediately

sí - yes indeed

tú - you

algo - something

qué - what

pero - but

pronto - soon

dolor - pain

primero - first

por favor - please

Spanish for Nurses
Unit I

Escena I - Basic Vocabulary

VERBS

1st Conjugation

ar

pasar   - to pass

llamar - to call

esperar - to hope

tolerar - to tolerate

desear - to desire

estar (irreg.) - to be

preguntar- to ask a question

2nd Conjugation

er

creer   - to believe

correr - to run

beber   - to drink

tener (irreg.) - to have

doler (irreg.) - to hurt

poder (irreg.) - to be able

traer (irreg.) - to bring

3rd Conjugation

ir

partir(se)-to break, to crack

ir (irreg.) - to go

venir (irreg.) - to come

decir (irreg.) - to say

sentir (irreg.) - to feel

Spanish for Nurses
Unit I

GRAMÁTICA (GRAMMAR)

Gender of Nouns

Nouns in Spanish are generally masculine or feminine. Most nouns ending in -o are masculine and nouns which end in -a are feminine.

Masculine	Feminine
suelo	pierna
médico	mamá
hijo	ambulancia

Nouns with other endings can only be identified by the articles in front of them. The definite forms of the articles are: el, los and la, las.* The indefinite forms of the articles are: un, unos and una, unas. The definite and indefinite articles agree in gender and number with the noun.

	Definite Articles		Indefinite Articles	
	Masculine	Feminine	Masculine	Feminine
Singular	el	la	un	una
Plural	los	las	unos	unas

the / a, an / some

*Note: There is the neuter article lo. It has no plural form. It is normally used followed by an adjective.

Spanish for Nurses
Unit I

GRAMÁTICA (GRAMMAR)

<u>Ejemplos:</u> (Examples)

Atypical endings:

Masculine	Feminine
(el) hospital	(la) sed
(un) hospital	(una) sed
(el) dolor	(la) madre
(un) dolor	(una) madre

Plural of Nouns

Nouns which end in <u>unaccented vowels</u> (átonas) and <u>é accented</u> (tónica) generally form the plural by adding an <u>s</u>:

la pierna	las piernas
la madre	las madres
la ambulancia	las ambulancias
el agua	las aguas
el café	los cafés

Nouns which end in <u>consonant</u> or accented <u>á</u>, <u>í</u>, <u>ó</u>, <u>ú</u> generally form the plural by adding -<u>es</u>:

el hospital	los hospitales
el dolor	los dolores
el jardín	los jardines – (Notice that the written accent disappears)
el maní	los maníes

If the last consonant is <u>z</u>, spelling changes to <u>c</u> and <u>es</u> is added:

el lápiz	los lápices

Ejercicios (Exercises):

1. Write the appropriate <u>definite</u> article in front of the following nouns:

_____ pierna	_____ jardines	_____ madre
_____ dolores	_____ ambulancia	_____ casas
_____ teléfono	_____ camilleros	_____ señora
_____ señor	_____ hospital	_____ sed

2. Write the appropriate <u>indefinite</u> article in front of the following nouns:

_____ accidente	_____ direcciones	_____ heridos
_____ sirenas	_____ servicio	_____ número
_____ teléfono	_____ emergencia	_____ jardín

3. Change to the plural the following sentences: (Student should pluralize <u>articles</u>, <u>nouns,</u> and <u>adjectives</u> when appropriate.)

la sirena de la ambulancia _____

el teléfono de María _____

el servicio de emergencia _____

en el jardín de la casa _____

un camillero y una camilla _____

Spanish for Nurses
Unit I

Verbos Regulares (Regular Verbs) **

Cuadros Comparativos

LLAMAR (1st Conjugation)

	PRESENTE (hoy)	PRETERITO (ayer)	FUTURO (mañana)
yo	llam-o	llam-é	llamar-é
tú	llam-as	llam-aste	llamar-ás
usted, él, ella	llam-a	llam-ó	llamar-á
nosotros,-as	llam-amos	llam-amos *	llamar-emos
ustedes, ellos,-as	llam-an	llam-aron	llamar-án

BEBER (2nd Conjugation)

yo	beb-o	beb-í	beber-é
tú	beb-es	beb-iste	beber-ás
usted, él, ella	beb-e	beb-ió	beber-á
nosotros,-as	beb-emos	beb-imos	beber-emos
ustedes, ellos,-as	beb-en	beb-ieron	beber-án

PARTIR(SE) (3rd Conjugation)

yo	(me) part-o	part-í	partir-é
tú	(te) part-es	part-iste	partir-ás
usted, él, ella	(se) part-e	part-ió	partir-á
nosotros,-as	(nos) part-imos	part-imos *	partir-emos
ustedes, ellos,-as	(se) part-en	part-ieron	partir-án

*Notice that with verbs ending in AR/IR the first person of the plural WE (nosotros) is identical in the present and preterit tenses.

**There are three conjugations for verbs in Spanish. First conjugation for verbs ending in AR; second conjugation for verbs ending in ER and third conjugation for verbs ending in IR.

Spanish for Nurses
Unit I

Verbos Irregulares (Irregular Verbs)

Cuadros Comparativos

ESTAR (1st Conjugation)

	PRESENTE (hoy)	PRETERITO (ayer)	FUTURO (mañana)
yo	est-oy	est-uve	estar-é
tú	est-ás	est-uviste	estar-ás
usted, él, ella	est-á	est-uvo	estar-á
nosotros,-as	est-amos	est-uvimos	estar-emos
ustedes, ellos,-as	est-án	est-uvieron	estar-án

PODER (2nd Conjugation)

	PRESENTE	PRETERITO	FUTURO
yo	pued-o	pud-e	podr-é
tú	pued-es	pud-iste	podr-ás
usted, él, ella	pued-e	pud-o	podr-á
nosotros,-as	pod-emos	pud-imos	podr-emos
ustedes, ellos,-as	pued-en	pud-ieron	podr-án

IR (3rd Conjugation)

	PRESENTE	PRETERITO	FUTURO
yo	voy	fui	ir-é
tú	vas	fuiste	ir-ás
usted, él, ella	va	fue	ir-á
nosotros,-as	vamos	fuimos	ir-emos
ustedes, ellos,-as	van	fueron	ir-án

PEDIR (3rd Conjugation)

	PRESENTE	PRETERITO	FUTURO
yo	pido	pedí	pedir-é
tú	pides	pediste	pedir-ás
usted, él, ella	pide	pidió	pedir-á
nosotros,-as	pedimos	pedimos	pedir-emos
ustedes, ellos,-as	piden	pidieron	pedir-án

Spanish for Nurses
Unit I

Verbos Irregulares (Irregular Verbs)

Cuadros Comparativos

TENER (2nd Conjugation)

	PRESENTE (hoy)	PRETÉRITO (ayer)	FUTURO (mañana)
yo	tengo	tuve	tendr-é
tú	tienes	tuviste	tendr-ás
usted, él, ella	tiene	tuvo	tendr-á
nosotros,-as	tenemos	tuvimos	tendr-emos
ustedes, ellos,-as	tienen	tuvieron	tendr-án

DECIR (3rd Conjugation)

yo	digo	dije	dir-é
tú	dices	dijiste	dir-ás
usted, él, ella	dice	dijo	dir-á
nosotros,-as	decimos	dijimos	dir-emos
ustedes, ellos,-as	dicen	dijeron	dir-án

VENIR (3rd Conjugation)

yo	vengo	vine	vendr-é
tú	vienes	viniste	vendr-ás
usted, él, ella	viene	vino	vendr-á
nosotros,-as	venimos	vinimos	vendr-emos
ustedes, ellos,-as	vienen	inieron	vendr-án

SER (2nd Conjugation)

yo	soy	fui	ser-é
tú	eres	fuiste	ser-ás
usted, él, ella	es	fue	ser-á
nosotros,-as	somos	fuimos	ser-emos
ustedes, ellos,-as	son	fueron	ser-án

Spanish for Nurses
Unit I

Ejercicios de sustitución:

1. Read the pattern sentence and then repeat it with the new words:

Juan está en el jardín.   A Juan le pasa algo en la pierna.

_____ en la casa.   _____ en la cabeza.

_____ en el hospital.   _____ en el brazo.

_____ en la escuela.   _____ en la mano.

Vamos al hospital.

_____ a la casa.   _____ a caminar.

_____ a la escuela.   _____ a beber agua.

_____ al patio   _____ a correr.

_____ al jardín.   _____ a jugar.

2. Read the model sentence and then complete the new sentence when you hear the new subject: (Remember that you have to change the verb.)

Juan tiene dolor en la pierna.   Voy a llamar a la ambulancia.

Yo _____ dolor en la pierna. Ellas ____ a llamar a la ambulancia.

Ella _____ dolor en la pierna. Usted ____ a llamar a la ambulancia.

Nosotros _____ dolor en la pierna. Ustedes ____ a llamar a la ambulancia.

<u>LECTURA I / DICTADO I</u>

Juan juega a la pelota en el jardín de la casa. De pronto
cae al suelo y siente mucho dolor en una pierna. Llama a su
mamá, que está en la casa. Su hermana Ana lo escucha y llama
también a la mamá. María, la madre de Juan, sale al jardín
y le pregunta si tiene mucho dolor. Juan dice que sí, que
le duele mucho la pierna. La mamá entra en la casa para tele-
fonear a la ambulancia. Juan tiene mucha sed y pide un vaso
de agua a su hermana Ana.

Spanish for Nurses
Unit I

Preguntas: Lectura I

1. ¿A qué juega Juan en el jardín de la casa?

El chico juega a la pelota en el jardín de la casa.

2. ¿Qué le pasa a Juan?

    Juan cae al suelo.

3. ¿Dónde tiene Juan mucho dolor?

    Juan tiene mucho dolor en una pierna.

4. ¿A quién llama el muchacho?

El muchacho llama a su mamá.

5. ¿Quién escucha a Juan?
    Ana escucha a Juan.

Spanish for Nurses
Unit I

6. ¿Adónde va la mamá de Juan?

   La mamá de Juan va al jardín.

7. ¿Qué (le) pregunta la madre a Juan?

   La madre (le) pregunta a Juan si tiene mucho dolor.

8. ¿Dónde entra la madre?

   La madre entra en la casa.

9. ¿Tiene el chico mucha sed?

   Sí, el chico tiene mucha sed.

10. ¿Quién traerá el agua?

    Ana traerá el agua.

Ejercicios (Exercises):

Preguntas: Lectura I

Answer the following questions in accordance with the tenses used:

1. ¿A qué <u>juega</u> el chico en el jardín de la casa?

_____

¿A qué <u>jugó</u> el chico en el jardín de la casa?

_____

¿A qué <u>jugará</u> el chico en el jardín de la casa?

_____

2. ¿Qué le <u>pasa</u> al muchacho?

_____

¿Qué le <u>pasó</u> al muchacho?

_____

¿Qué le <u>pasará</u> al muchacho?

_____

3. ¿Dónde <u>tiene</u> Juan mucho dolor?

_____

¿Dónde <u>tuvo</u> Juan mucho dolor?

_____

¿Dónde <u>tendrá</u> Juan mucho dolor?

_____

4. ¿A quién <u>llama</u> Juan?

_____

¿A quien <u>llamó</u> Juan?

_____

¿A quién <u>llamará</u> Juan?

_____

5. ¿Quién <u>escucha</u> a Juan?

_____

¿Quién <u>escuchó</u> a Juan?

_____

¿Quién <u>escuchará</u> a Juan?

_____

6. ¿Adónde <u>va</u> la mamá de Juan?

_____

¿Adónde **fue** la mamá de Juan?

_____

¿Adónde <u>irá</u> la mamá de Juan?

_____

7. ¿Qué (le) <u>pregunta</u> la madre a Juan:

_____

¿Qué (le) <u>preguntó</u> la madre a Juan:

_____

¿Qué (le) <u>preguntará</u> la madre a Juan:

_____

8. ¿Dónde <u>entra</u> la madre?

_____

¿Dónde <u>entró</u> la madre?

_____

¿Dónde <u>entrará</u> la madre?

_____

9. ¿<u>Tiene</u> Juan mucha sed?
¿<u>Tuvo</u> Juan mucha sed?
¿<u>Tendrá</u> Juan mucha sed?

_____

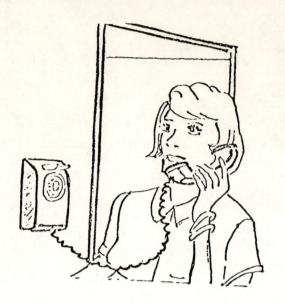

MARÍA, LA MADRE, LLAMA AL SERVICIO DE EMERGENCIA

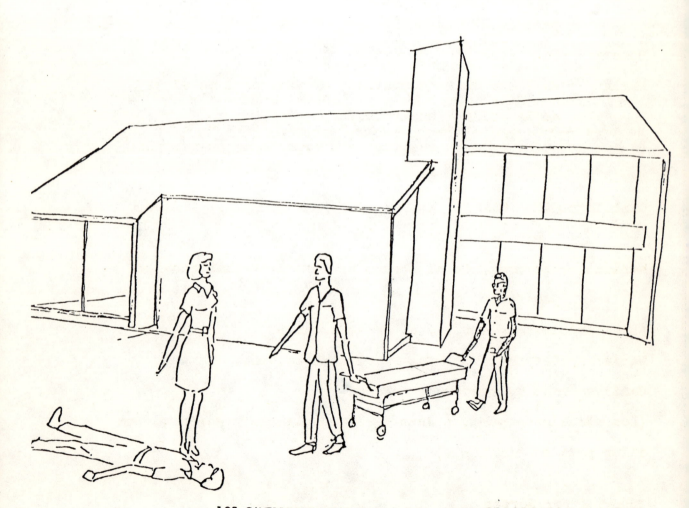

LOS CAMILLEROS LLEGAN A LA CASA DE JUAN

Escena II - Scene II

En la casa después del accidente

(María, la madre de Juan, entra en la casa y toma el teléfono.

Marca el número 911 y espera. Un hombre contesta y dice:)

Hombre: —Servicio de emergencia, a sus órdenes.

María: —¿Puede enviar una ambulancia a mi casa ahora mismo?

Hombre: —Sí, señora. ¿Ocurrió un accidente?

María: —Sí, mi hijo se partió una pierna. Tiene mucho

dolor y no puede caminar. ¿Pueden venir pronto

para ir al hospital?

Hombre: —Sí. ¿Cuál es su nombre y la dirección de su casa?

María: —Me llamo María González. Mi casa está en el 325

de la calle 4 en Brooklyn.

Hombre: —En seguida vamos, muchas gracias.

(A los pocos minutos   escucha la sirena de la ambulancia.

María sale a recibir a los camilleros.)

Camillero:—¿Es ésta la casa de la señora González? ¿Dónde

está el herido?

María: —Por aquí, en el jardín del fondo. Vengan conmigo,

por favor.

(Los camilleros ponen a Juan en la camilla.)

María: —Despacio, por favor. Tengan cuidado.

Camillero:—No se preocupe, señora.

(Los camilleros ponen a Juan en la ambulancia y María va con

ellos para el hospital.)

Spanish for Nurses
Unit I

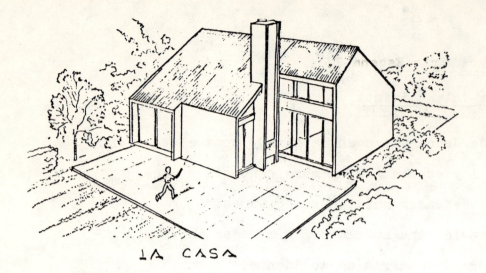

LA CASA

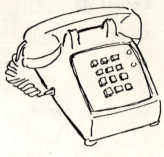

EL TELÉFONO

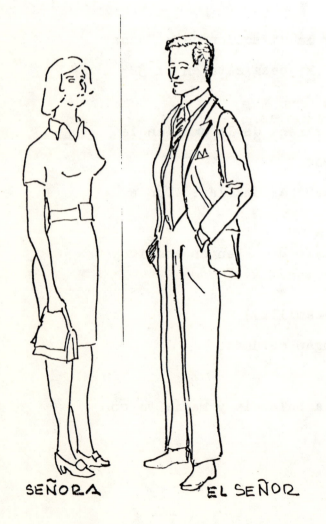

SEÑORA   EL SEÑOR

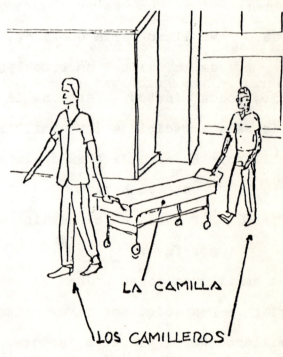

LA CAMILLA

LOS CAMILLEROS

Vocabulario-Escena II

Basic Vocabulary

la casa - the house

el teléfono - the telephone

el número - the number

el hombre - the man

el señor - Mr.

el receptor - the receiver

la señora - Mrs.

la dirección - the address

la sirena - the siren

la camilla - the stretcher

los camilleros - the stretcher-
bearers

Additional Vocabulary

el servicio de emergencia -
the emergency service

a la orden, a sus órdenes - at
your service

el accidente - the accident

en seguida - right away, immediately

aquí - here

dónde - where

pocos - a few

no - no

el nombre - the name

gracias - thank you

los minutos - the minutes

completo - complete

conmigo - with me

mi - my

su - your

el jardín del fondo -
backyard

Spanish for Nurses
Unit I

Additional Vocabulary-Verbs

entrar - to enter

tomar - to take

marcar - to dial

contestar - to answer

preguntar - to ask

enviar - to send

caminar - to walk

escuchar - to listen

llamar(se) - to be called

jugar (irreg.) - to play

ser (irreg.) - to be

poner (irreg.) - to put, to place

caer (irreg.) - to fall

recibir - to receive

ocurrir - to happen, to occur

pedir (irreg.) - to ask for, request

salir - to go out

sentir (irreg.) - to feel

Spanish for Nurses
Unit I

LECTURA II / DICTADO II

María entra en la casa para llamar por teléfono a la
ambulancia. Toma (coge) el receptor del teléfono y marca
el número 911, que es el servicio de emergencia. María
pide una ambulancia y le contestan que irá en seguida.
Unos minutos más tarde se escucha la sirena de la
ambulancia. Llegan dos camilleros con una camilla
y van al jardín de la casa. Allí está Juan en el suelo.

Los camilleros ponen a Juan en la camilla y van en
la ambulancia para el hospital. María, la madre de Juan,
va con ellos en la ambulancia.

Spanish for Nurses
Unit I

Ejercicios (Exercises):

Preguntas: Lectura II

Answer the questions using the different tenses:

1. ¿Para qué <u>entra</u> en la casa María?

   _____

   ¿Para que <u>entró</u> en la casa María?

   _____

   ¿Para que <u>entrará</u> en la casa María?

   _____

2. ¿Qué cosa <u>toma</u> María?

   _____

   ¿Qué cosa <u>tomó</u> María?

   ¿Qué cosa <u>tomará</u> María?

   _____

3. ¿Qué número <u>marca</u> María?

   ¿Qué número <u>marcó</u> María?

   ¿Qué número <u>marcará</u> María?

   _____

4. ¿Qué <u>pide</u> María al servicio de emergencia?

   ¿Qué <u>pidió</u> María al servicio de emergencia?

   ¿Qué <u>pedirá</u> María al servicio de emergencia?

5. ¿Qué cosa <u>escucha</u> María?

   ¿Qué cosa <u>escuchó</u> María?

   ¿Qué cosa <u>escuchará</u> María?

   _____

Spanish for Nurses
Unit I

6. ¿Quiénes <u>llegan</u> a la casa?
_____

¿Quiénes <u>llegaron</u> a la casa?
_____

¿Quiénes <u>llegarán</u> a la casa?
_____

7. ¿Dónde <u>ponen</u> los camilleros a Juan?
_____

¿Dónde <u>pusieron</u> los camilleros a Juan?
_____

¿Dónde <u>pondrán</u> los camilleros a Juan?
_____

8. ¿Adónde <u>van</u> los camilleros
_____

¿Adónde <u>fueron</u> los camilleros?
_____

¿Adónde <u>irán</u> los camilleros?
_____

9. ¿Para dónde <u>va</u> Juan?
_____

¿Para dónde <u>fue</u> Juan?
_____

¿Para dónde <u>irá</u> Juan?
_____

10. ¿Va María con Juan para el hospital?
_____

¿Fue María con Juan para el hospital?
_____

¿Irá María con Juan para el hospital?
_____

<u>Preguntas Generales (General questions)</u>:

Answer the questions in Spanish using full sentences:

1. ¿Cómo se llama usted?

    Me llamo _____

    Mi nombre es _____

2. ¿Cuál es la dirección de su casa?

    La dirección de mi casa es _____

    Mi dirección es _____

    Vivo en _____

3. ¿Cómo se llama su mamá?

    Mi mamá se llama _____

    El nombre de mi mamá es _____

4. ¿Cómo se llama su papá?

    Mi papá se llama _____

    El nombre de mi papá es _____

5. ¿Cuál es el número del servicio de emergencia?

    El número del servicio de emergencia es _____

6. ¿Adónde llama Ud. si ocurre un accidente?

    Si ocurre un accidente llamo a _____

7. ¿Cómo va Juan al hospital?

    Juan va al hospital en _____

8. ¿Dónde ponen al herido?

   Ponen al herido _____

9. ¿Se partió usted una pierna?

   Sí, me _____

10. ¿Tiene usted mucha sed?

   Sí, tengo _____

11. ¿Desea usted un vaso de agua?

   Sí, deseo _____

12. ¿Tiene sirena la ambulancia?

   Sí, la ambulancia _____

Spanish for Nurses
Unit I

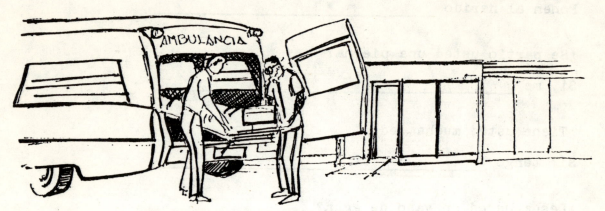

LOS CAMILLEROS PONEN A JUAN EN LA AMBULANCIA

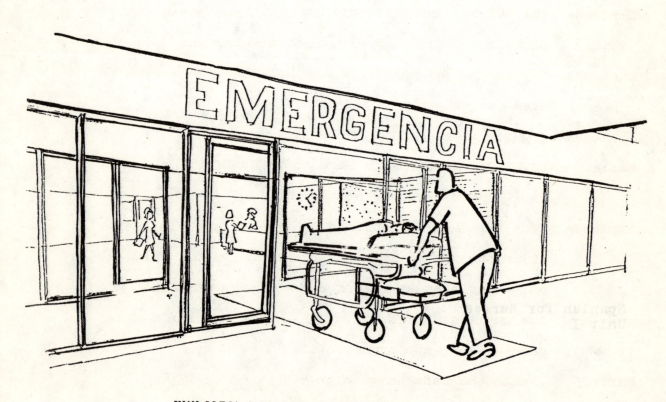

JUAN LLEGA A LA SALA DE EMERGENCIA

UNIT II

UNIDAD II

Escena I - Scene I
María y Juan llegan a la sala de emergencia

María: —Buenas tardes. Puede hacer el favor de decirme si
           ésta es la oficina de admisión.

Empleada :-Sí, señora, veo que viene usted con un joven que
           necesita tratamiento médico de emergencia.

María: —Sí, es mi hijo. Se cayó en el jardín de la casa.
           Creo que se rompió una pierna.

Empleada :—¿ Quién es el médico de la familia?

María: —Es el Dr. Hernández. Pero no hablamos con él
           porque está de vacaciones.

Empleada :—Voy a llamar al médico del hospital inmediatamente.
           (Llamando por un intercomunicador) Doctor Morales,
           un paciente en el cuarto número dos. (Hablando a
           los camilleros) Por favor, lleven al paciente a la
           sala de emergencia número dos.

María: — ¿Puedo acompañar a mi hijo?

Empleada :—Sí, pero antes vamos a llenar la planilla de admisión.

EN LA SALA DE EMERGENCIA DEL HOSPITAL

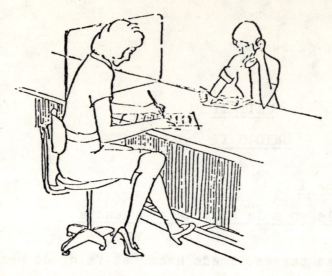

MARÍA LLENA LA PLANILLA DE ADMISIÓN
CON LA EMPLEADA

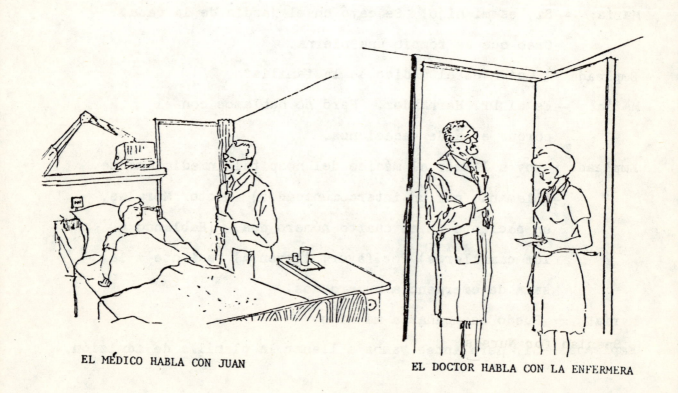

EL MÉDICO HABLA CON JUAN   EL DOCTOR HABLA CON LA ENFERMERA

Escena II - Scene II

La empleada llena la planilla de admisión

Empleada: —Dígame el nombre y la dirección de su hijo.

María: — Se llama Juan González y vivimos en el número
          325 de la calle 4 en Brooklyn.

Empleada: —¿Cuál es su número de teléfono, por favor?

María: — Es el dos, tres, tres, cuatro, cuatro, seis,
          siete (233-4467).

Empleada: —¿Qué edad tiene el muchacho?

María: —Juan tiene catorce años. Nació el cinco de marzo
          de mil novecientos sesenta.

Empleada: —¿Está su esposo con usted aquí?

María: —No,   llegará en seguida. (Yo)   llamé a su trabajo.

Empleada: —Dígame la religión y la nacionalidad de Juan.

María: —Juan es católico y nació en Nueva York. Es
          norteamericano.

Empleada: —¿Tiene el niño alguna póliza de seguro?

María: —Sí, la póliza del seguro del trabajo de mi esposo
          ampara a toda la familia.

Empleada: —¿Tiene usted la tarjeta con el nombre de la compañía
          aseguradora?

María: —Sí, aquí tiene la tarjeta con los datos.

Empleada: —Muchas gracias, ya tengo toda la información.
          Ahora la enfermera la llamará y podrá ir a ver a
          su hijo.

Spanish for Nurses
Unit II

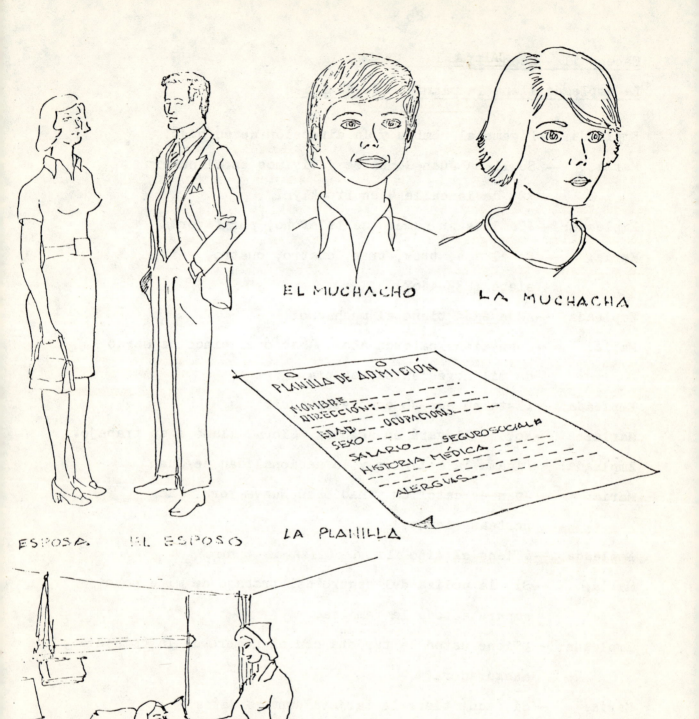

EL MUCHACHO   LA MUCHACHA

PLANILLA DE ADMICIÓN
NOMBRE
DIRECCIÓN:
EDAD   OCUPACIÓN:
SEXO
SALARIO   SEGURO SOCIAL #
HISTORIA MÉDICA
ALERGIAS

LA PLANILLA

ESPOSA   EL ESPOSO

VOCABULARIO - UNIDAD II

Basic Vocabulary

el esposo - the husband

la esposa - the wife

el muchacho - the boy

la muchacha - the girl

la oficina - the office

la funda- pillow case

la planilla - the form

el paciente - the patient

la póliza - the insurance policy

la sala - the room

la tarjeta - the card

la sábana - bed sheet

Additional Vocabulary

la admisión - the admission

la compañía aseguradora - the
                insurance company

católico - Catholic

la edad - the age

emergencia - emergency

la información - the information

inmediatamente - immediately

nacionalidad - nationality

norteamericano - North American

¿Quién? - who?

la religión - the religion

el seguro - the insurance

el trabajo - the job, the work

el tratamiento - the treatment

Unidad II - Basic Vocabulary

V E R B S

acompañar - to accompany

amparar - to protect

llenar - to fill

llevar - to take

necesitar - to need

romper(se) - to break

ver - to see

nacer - to be born

traer - to bring

cubrir - to cover

Ejercicios de sustitución:

A) Aquí tiene la tarjeta.

_____ el agua.

_____ la píldora.

_____ la medicina.

_____ el libro.

_____ el periódico.

_____ el teléfono.

_____ la comida.

_____ el jugo.

B) Este joven necesita levantarse.

_____ pararse.

_____ sentarse.

_____ acostarse.

_____ apoyarse en mí.

_____ no moverse.

_____ estarse tranquilo.

_____ tomar esta píldora.

C) El doctor ordena un tramiento médico.

_____ análisis de sangre.

_____ radiografías.

_____ electrocardiograma.

Spanish for Nurses
Unit II

D) Me hace Ud. el favor de <u>decirme si ésta es la oficina de admisión.</u>

_____ abrir la boca.

_____ sacar la lengua.

_____ pararse.

_____ sentarse.

_____ acostarse.

_____ venir conmigo.

_____ hablar más despacio.

_____ caminar más despacio.

_____ apoyarse en mí.

_____ no moverse.

_____ estarse tranquilo.

_____ tomar esta píldora.

E) Voy a <u>llamar al médico inmediatamente.</u>

_____ pararlo.

_____ sentarlo.

_____ acostarlo.

_____ apoyarlo en mí.

_____ darle una píldora.

_____ bañarlo.

_____ ponerle una almohada.

_____ traerle otra sábana.

_____ cambiarle la funda.

Spanish for Nurses
Unit II

Verbos Regulares (Regular Verbs)

Cuadros Comparativos

NECESITAR (1st Conjugation)

	PRESENTE (hoy)	PRETÉRITO (ayer)	FUTURO (mañana)
yo	necesit-o	necesit-é	necesitar-é
tú	necesit-as	necesit-aste	necesit-arás
usted, él, ella	necesit-a	necesit-ó	necesitar-á
nosotros,-as	necesit-amos	necesit-amos*	necesitar-emos
ustedes, ellos,-as	necesit-an	necesit-aron	necesitar-án

ROMPER (2nd Conjugation)**

yo	romp-o	romp-í	romper-é
tú	romp-es	romp-iste	romper-ás
usted, él, ella	romp-e	romp-ió	romper-á
nosotros,-as	romp-emos	romp-imos	romper-emos
ustedes, ellos,-as	romp-en	romp-ieron	romper-án

VIVIR (3rd Conjugation)

yo	viv-o	viv-í	vivir-é
tú	viv-es	viv-iste	vivir-ás
usted, él, ella	viv-e	viv-ió	vivir-á
nosotros,-as	viv-imos	viv-imos*	vivir-emos
ustedes, ellos,-as	viv-en	viv-ieron	vivir-án

---

* Notice that with verbs ending in AR/IR the first person of the plural We is identical in the present and preterit tenses.

**The reflexive verb ROMPERSE is conjugated identically as ROMPER. Be sure to use the appropriate reflexive pronouns (me,te,se,nos,se) in front of the conjugated verb.

Ejercicios de Conjugación

Conjugue los siguientes verbos:

1. **Ver**   **Presente** (hoy)   **Futuro** (mañana)

   yo   _____ la casa.   _____ la casa.

   ella   _____ al médico.   _____ al médico.

   usted   _____ el libro.   _____ el libro.

   nosotros   _____ el hospital.   _____ el hospital.

   ellas   _____ las ambulancias.   _____ las ambulancias

2. **Hablar**   **Pretérito** (ayer)   **Presente** (hoy)

   yo   _____ con mamá.   _____ con mamá

   el   _____ con el médico.   _____ con el médico.

   nosotros   _____ con tío Pedro.   _____ con tío Pedro.

   ellos   _____ con la enfermera.   _____ con la enfermera.

3. **Llevar**   **Futuro** (mañana)   **Pretérito** (ayer)

   yo   _____ los libros.   _____ los libros.

   ella   _____ la revista.   _____ la revista.

   nosotros   _____ a mamá a la iglesia.   _____ a mamá.

   ustedes   _____ al médico al hospital.   _____ al médico.

   ellas   _____ al doctor a la clínica.   _____ al doctor.

Ejercicios de Conjugación (Cont.)

4. <u>Acompañar</u>

	<u>Presente</u> (hoy)	<u>Pretérito</u> (ayer)	<u>Futuro</u> (mañana)
yo	_____	_____	_____
usted	_____	_____	_____
él	_____	_____	_____
ella	_____	_____	_____
nosotros	_____	_____	_____
ustedes	_____	_____	_____
ellos	_____	_____	_____
ellas	_____	_____	_____

GRAMÁTICA (GRAMMAR)

Negative

To make a sentence negative, you have to place <u>no</u> before the inflected verb.

1. <u>Nosotros</u>   <u>hablamos</u>   <u>español.</u>
   subject   verb   object

2. Nosotros <u>no</u> hablamos español.

1. <u>Juan</u>   <u>es</u>   <u>norteamericano.</u>
   subject   verb   object

2. Juan <u>no</u> es norteamericano.

1. <u>María</u>   <u>acompañará</u>   <u>a su hijo.</u>
   subject   verbs   object

2. María <u>no</u> acompañará a su hijo.

Interrogative

To make a sentence interrogative you have to place the inflected verb before the subject, and write question marks at the beginning and at the end. The first question mark is written upside-down.

1. <u>Juan</u>   <u>está</u> en la oficina de admisión.
   subject   verb

2. ¿Está Juan en la oficina de admisión?

1. <u>Usted</u>   <u>habló</u> con el Dr. Hernández.
   subject   verb

2. ¿Habló usted con el Dr. Hernández?

Spanish for Nurses
Unit II

1. <u>María</u>   <u>acompañará</u>   **a su hijo.**
   <u>subject</u>   <u>verb</u>

2. ¿Acompañará María a su hijo?

<u>Ejercicios</u> (Exercises):

Cambiar a la forma <u>negativa</u> (negative).

1) Ella trabaja en la oficina de admisión.

_____

2) El joven necesita tratamiento médico.

_____

3) El Dr. Hernández es el médico de la familia.

_____

4) La enfermera lleva al paciente a la sala de emergencia.

_____

5) Nosotros vivimos en Brooklyn.

_____

Cambiar a la forma <u>interrogativa</u> (interrogative).

1) Juan tiene once años.

_____

2) Luis nació en mil novecientos sesenta y tres.

_____

3) Él es católico.

_____

Spanish for Nurses
Unit II

4) León **es norteamericano.**

_____

5) **El joven nació en Nueva York.**

_____

AGREEMENT OF ADJECTIVES

Adjectives must agree with the nouns in gender and number.

1. Four endings adjectives

    Adjectives ending in o in masculine/singular change the o
    (m/s) to a (f/s) and the os (m/pl) to as (f/pl).

    un muchacho bueno (m/s)   unos muchachos buenos (m/pl)

    una muchacha buena (f/s)   unas muchachas buenas (f/pl)

2. Two endings adjectives

    Adjectives not ending in o in masculine/singular usually
    keep the same ending for singular/feminine. They change
    to only cne plural ending for masculine and singular.

    un enfermero inteligente)
    una enfermera inteligente} singular

    unos enfermeros inteligentes)
    unas enfermeras inteligentes}plural

3. Adjectives of nationality as well as nouns have four

    endings.

    español   (m/s)   españoles (m/pl)

    española (f/s)   españolas (f/pl)

Spanish for Nurses
Unit II

alemán (m/s)	alemanes (m/pl)
alemana (f/s)	alemanas (f/pl)
francés (m/s)	franceses (m/pl)
francesa (f/s)	francesas (f/pl)

Position of Adjectives

Adjectives which describe nouns follow them.

La enfermera bonita.

El muchacho enfermo

Adjectives which limit nouns are usually placed before the nouns.

Tres médicos

Muchas madres

Varias enfermeras

Ejercicios de sustitución:

1. Change the adjective to agree with the noun:

    A. la sala pequeña

        el hospital _____

        las salas _____

        los hospitales _____

    B. la enfermera alta

        las enfermeras _____

        los enfermeros _____

        el enfermero _____

    C. el padre español

        la madre _____

        los padres _____

        las madres _____

LECTURA I / DICTADO I

María y Juan llegan a la sala de admisión. La empleada
llama al médico del hospital y la enfermera lleva a Juan
a la sala de emergencia. María llena la planilla de admisión con la empleada. La empleada   pregunta el nombre del muchacho, la edad, la religión y la nacionalidad.
Cuando la empleada tiene los datos, María
puede ir a ver a Juan al cuarto número dos.

Spanish for Nurses
Unit II

Preguntas: Lectura I

Answer in Spanish using full sentences:

1. ¿Quiénes llegan a la sala de admisión?

    _____

2. ¿Quién llama al médico?

    _____

3. ¿Adónde lleva la enfermera al chico?

    _____

4. ¿Con quién llena María la planilla de admisión?

    _____

5. ¿Qué   pregunta la empleada a María?

    _____

6. ¿Cómo se llama el muchacho?

   _____

7. ¿Cómo se llama la madre del muchacho?

   _____

8. ¿Cómo se llama el médico del hospital?

   _____

9. ¿Quién tiene toda la información?

   _____

10. ¿Podrá María ver a su hijo?

    _____

Spanish for Nurses
Unit II

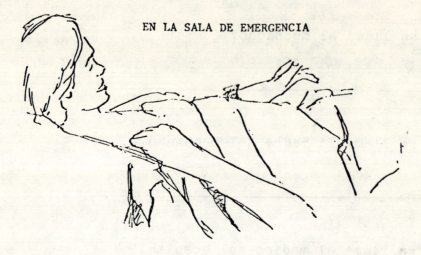

EN LA SALA DE EMERGENCIA

JUAN ESPERA AL MÉDICO EN LA SALA DE EMERGENCIA

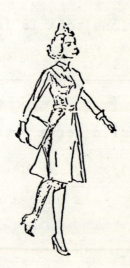

LA ENFERMERA VA A VER A JUAN

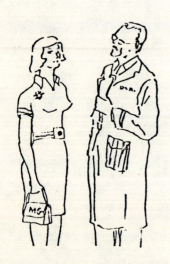

EL DOCTOR HABLA CON MARÍA

Escena III - Scene III

La enfermera recibe la planilla de admisión y va para el
cuarto número dos. Se acerca a la camilla de Juan

Enfermera:—¿Cómo te sientes? ¿Tienes mucho dolor en la pierna?

Juan: — Sí, me duele mucho.

Enfermera:—El médico te verá en seguida.

(A los pocos minutos entra un médico.)

Médico: —Buenos días, joven. ¿Qué le pasó?

Juan: —Me caí y creo que me partí una pierna.

Médico: —¿Qué pierna? ¿La derecha o la izquierda?

Juan: —La (pierna) izquierda. Me duele mucho, doctor.

Médico: —Déjeme quitarle el pantalón. Enfermera, ayúdeme,
          por favor.

Juan: —Cuidado, doctor, me duele mucho, ¡ay! ¡ay!

Enfermera:—Ya está. Déjeme quitarle también las medias y
          los zapatos.

Médico: —Dígame, ¿le duele esta pierna?

Juan: —No, esa pierna no me duele. El dolor es en la
          (pierna)izquierda.

Médico: —¿Dónde se cayó usted?

Juan: —Me caí en el jardín de la casa.

Médico: —¿A qué hora fue el accidente?

Juan: —Hoy a las ocho de la mañana.

Spanish for Nurses
Unit II

Médico: —¿Tiene otro dolor?

Juan: —No. Sólo en la pierna.

Médico: —¿Está aquí su mamá?

Juan: —Sí, (ella) está con la empleada en la oficina de
            admisión. Ella vendrá en seguida.

(María entra en el cuarto y se acerca a la camilla de Juan.

El médico   examina la pierna.)

Médico: —Señora, creo que tiene fracturada la pierna iz-
            quierda. Mire, aquí se puede ver el golpe. Hay
            que hacerle unas radiografías.

María: —¿Es una fractura grave, doctor?

Médico: —No creo, pero hay que esperar a las radiografías.
            Ahora mismo irá al cuarto de Rayos X. Enfermera,
            por favor, lleve al joven al cuarto de Rayos X.
            Aquí está el modelo con las instrucciones.

Enfermera:—Muy bien, doctor. Por favor, señora Rodríguez,
            espere afuera. (Yo) le avisaré cuando terminen
            las radiografías.

María: —Gracias, señorita. Esperaré afuera.

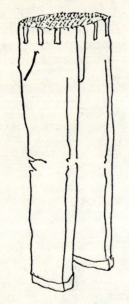

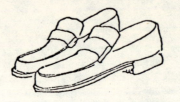

LOS ZAPATOS

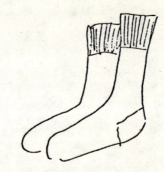

EL PANTALÓN

LAS MEDIAS

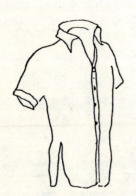

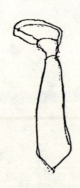

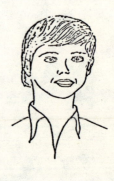

LA CAMISA   LA CORBATA   LA CABEZA

Basic Vocabulary

el pantalón - the pants, trousers

las medias
los calcetines } - the stockings, socks

los zapatos - the shoes

la empleada - the clerk, employee

la clavícula - the clavicle

el maxilar (quijada) - the jaw

el modelo,- the form, application
planilla

la camisa - the shirt

la corbata - the necktie

el brazo - the arm

la cabeza - the head

la muela - the molar, tooth

el pie - the foot

Additional Vocabulary

derecha - right

izquierda - left

otro - other, another

mañana - tomorrow or morning

fracturada - fractured

la fractura - the fracture

las placas - X rays

los rayos-x - the x-rays

las instrucciones - the instructions

afuera - outside

grave - serious

Spanish for Nurses
Unit II

V E R B S

acercar(se) - **to get closer**

quitar(se) - to take off

ayudar - **to help**

fracturar(se) - **to fracture**

recibir - **to receive**

palpar - to touch

sufrir - to suffer

Spanish for Nurses
Unit II

Verbos Irregulares (Irregular Verbs)

Cuadros Comparativos

SENTIR (3rd Conjugation)

	PRESENTE (hoy)	PRETERITO (ayer)	FUTURO (mañana)
yo	siento	sentí	sentiré
tú	sientes	sentiste	sentirás
usted, él, ella	siente	sintió	sentirá
nosotros,-as	sentimos	sentimos *	sentiremos
ustedes, ellos,-as	sienten	sintieron	sentirán

VER (2nd Conjugation)

yo	veo	vi	veré
tú	ves	viste	verás
usted, él, ella	ve	vio	verá
nosotros,-as	vemos	vimos	veremos
ustedes, ellos,-as	ven	vieron	verán

* Notice that in verbs ending in AR/IR the first person of the plural We (nosotros) is identical in the present and preterit tenses.

Spanish for Nurses
Unit II

Ejercicios de sustitución:

A) Déjeme quitarle el pantalón.

_____ las medias.

_____ los zapatos.

_____ la camisa.

_____ la corbata.

_____ los calcetines

B) ¿Dónde se cayó usted?

_____ ustedes?

_____ ellos?

_____ él?

C) El dolor es en la pierna izquierda.

___ _____ en la cadera.

_____ en el brazo derecho.

_____ en el pecho.

_____ en el pie izquierdo.

_____ en la cabeza.

_____ en el maxilar.

D) Creo que tiene fracturada la pierna izquierda.

_____ la mano izquierda.

_____ la cadera.

_____ la cabeza.

_____ la clavícula.

_____ el maxilar (la quijada).

Spanish for Nurses
Unit II

LECTURA II

La empleada termina de llenar la planilla de admisión y
se la da a la enfermera. La enfermera va al cuarto número
dos y se acerca a la camilla de Juan. A los pocos minutos
llega el doctor Morales. El médico examina la pierna de
Juan y le hace unas preguntas. A Juan le duele mucho
la pierna izquierda. María entra en el cuarto y habla
con el doctor Morales. El doctor   dice que Juan tiene
fracturada la pierna izquierda, pero que hay que hacer
unas placas.   El doctor llena el modelo con las
instrucciones. La enfermera lleva a Juan a la sala de
Rayos X y le dice a María que espere afuera.

Preguntas: Lectura II

Answer in Spanish using full sentences:

1. ¿Qué da la empleada a la enfermera?

   La empleada da _____ a la enfermera.

2. ¿Adónde va la enfermera?

   La enfermera va _____.

3. ¿Quién llega a los pocos minutos?

   _____ llega a los pocos minutos.

4. ¿Qué examina el doctor?

   El doctor examina _____.

5. ¿Con quién habla María?

   María habla _____.

6. ¿Qué   dice el doctor a María?

   El doctor le dice a María _____.

7. ¿Qué hay que hacerle a Juan?

   Hay que hacerle _____.

8. ¿Qué llena el médico?

   El médico llena _____.

9. ¿Adónde lleva la enfermera a Juan?

   La enfermera lleva a Juan _____.

10. ¿Qué dice la enfermera a María?

    La enfermera le dice _____.

Ejercicios (Exercises):

Cambie al pasado (ayer) las siguientes oraciones. (Change
to the preterit (past) the following sentences:

1. La empleada termina de llenar la planilla.

   _____

2. La enfermera recibe la planilla de admisión.

   _____

3. Ella se acerca a Juan.

   _____

4. Lo lleva al cuarto número dos.

   _____

5. El doctor examina la pierna de Juan.

   _____

Cambie al futuro (mañana) las siguientes oraciones. (Change
to the future the following sentences:

1. A Juan le duele mucho la pierna izquierda.

   _____

2. María entra en el cuarto y habla con el doctor Morales.

   _____

3. El doctor le examina la pierna a Juan.

   _____

4. Hay que hacerle unas radiografías.

   _____

5. El doctor llena el modelo y la enfermera lleva a Juan a
   la sala de Rayos X.

   _____

   _____

Preguntas Generales

Answer in Spanish using full sentences:

1. ¿Cómo se siente Ud. hoy?

     _____

2. ¿Cómo se sintió Ud. ayer?

     _____

3. ¿Cómo se sentirá Ud. mañana?

     _____

4. ¿Quién es su médico?

     _____

5. ¿Tiene Ud. dolor en una pierna?

     _____

6. ¿Tiene el profesor algún dolor?

     _____

7. ¿Le duele la cabeza?

     _____

Spanish for Nurses
Unit II

8. ¿Qué hacen en el cuarto de Rayos X?

    _____

9. ¿Se partió Ud. una pierna?

    _____

10. ¿Dónde le duele?

    _____

Spanish for Nurses
Unit II

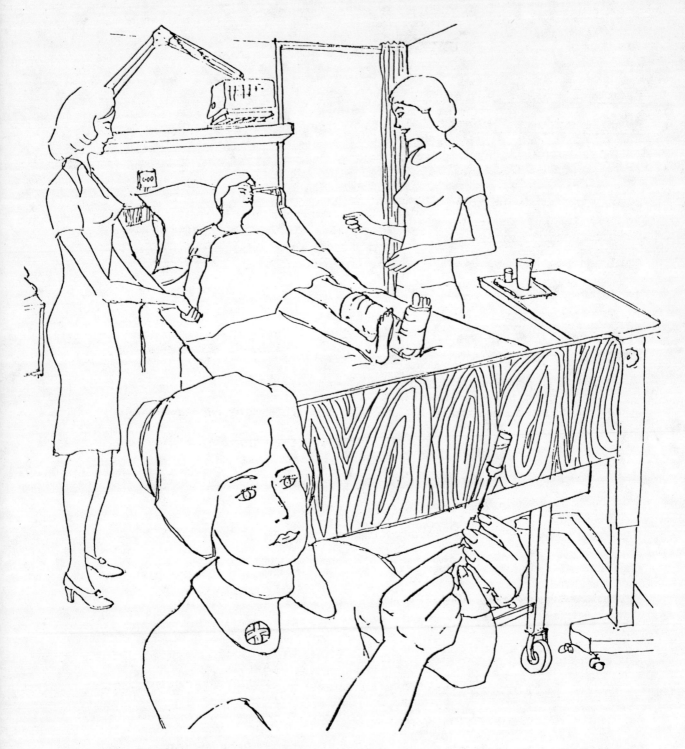

LA ENFERMERA VA A PONER UNA INYECCIÓN A JUAN

(María y Ana hablan con Juan)

UNIT III

Escena I - Scene I
En el cuarto del hospital

(El cuarto de Juan en el hospital es privado. Por eso, su
mamá y su hermana pueden pasar todo el día con él. Es un
cuarto grande, con una cama, una mesa de noche y dos sillas.
También hay un aparato de televisión. Juan está acostado en
la cama. Junto a él están María y Ana.)

María: — ¿Cómo te sientes ahora?

Juan: — Me siento mejor, pero todavía me duele mucho la
             pierna. ¿Cuándo viene el médico?

María: — Muy pronto. La enfermera dijo que es un médico
             bueno. Es especialista en huesos.

Juan: — Mamá, la enfermera es muy bonita. Cuando la veo
             me siento mejor.

(En ese momento entra la enfermera con una jeringuilla en
la mano.)

Enfermera: —Buenas tardes, Juan. ¿Cómo te sientes?

Juan: —Me siento mejor, pero tengo dolor en la pierna.

Enfermera: — Voy a ponerte una inyección para calmarte el do-
             lor. Déjame ver tu brazo derecho. Ya está, esta
             inyección no duele mucho, ¿verdad?

Juan: — No señorita, no duele. Usted tiene razón. ¿Cuándo
             vendrá el doctor?

Enfermera: —El doctor Ruiz vendrá en seguida. Hasta luego.

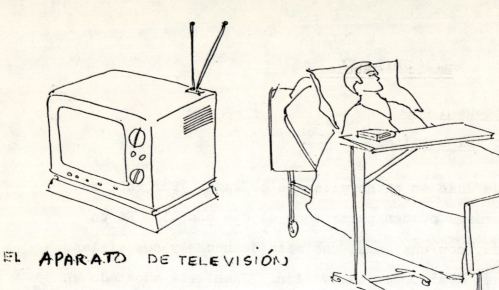

EL APARATO DE TELEVISIÓN

LA CAMA

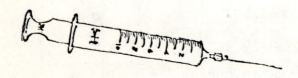

LA JERINGUILLA

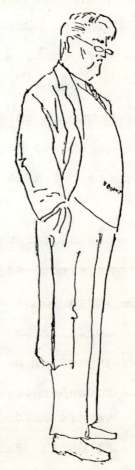

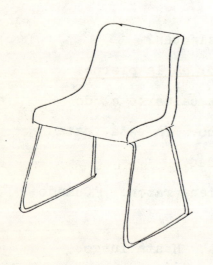

LA SILLA

EL ESPECIALISTA

Basic Vocabulary

el aparato (de televisión))
) - the television
el televisor   )   set

la cama - the bed

el cuarto   )
) - the room
la habitación   )

el especialista (de) - the specialist

la silla - the chair

la jeringuilla - the syringe

el algodón - the cotton

Additional Vocabulary

cómo - how

eso - that

ya - already

el día - the day

acostado-a - in bed

grande - big

bonita - pretty

el momento - the moment

privado - private

también - also

todavía - not yet

la inyección - the injection

V E R B S

aliviar - to alleviate

calmar - to calm

dejar - to let, to leave

haber (irreg.) - to have

poner (irreg.) - to put,
            to place

inyectar - to give an injection

frotar - to rub on

Spanish for Nurses
Unit III

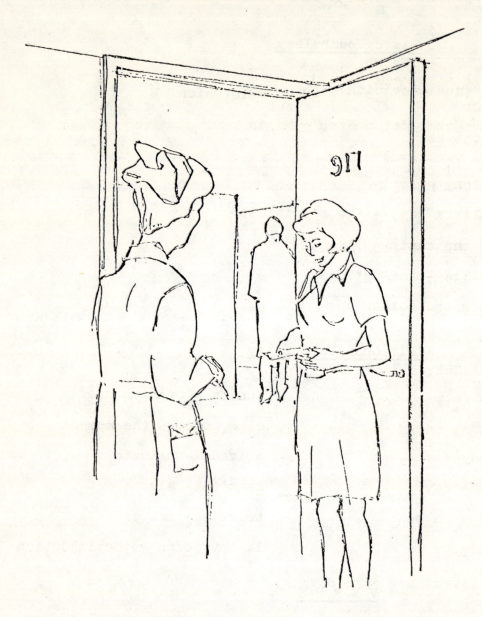

MARÍA HABLA CON LA ENFERMERA EN EL PASILLO

Escena II - Scene II

La madre y la enfermera

(La enfermera sale del cuarto y María sale también. Ambas hablan en el pasillo.)

María: —Señorita, ¿cuándo viene el especialista?

Enfermera: —El doctor Ruiz vendrá a las diez. Él avisó a la jefa de enfermeras.

María: —¿Cómo está mi hijo? ¿Es una fractura grave?

Enfermera: —No le puedo decir. El doctor le informará. Él examinó ya las radiografías de la pierna.

María: —¿Cree usted que hay que operar a Juan?

Enfermera: —A veces hay que operar. Pero el médico tiene que decidir. No se alarme, el doctor Ruiz tiene mucha experiencia. El es un buen cirujano ortopédico.

María: —¿Tiene que hacerle Ud. algún análisis a Juan?

Enfermera: —Sí, el doctor ordenó análisis de sangre y de orina. También hay que tomarle la presión arterial y darle unas pastillas para dormir.

María: —Gracias, señorita. Es usted muy amable.

Vocabulary

arterial - arterial

diez - ten

la jefa - the chief, boss

ambas - both

grave - serious

a veces - sometimes

la experiencia - the experience

una cucharada - a spoonful
una cápsula - a capsule

el pasillo - the hall, corridor

la sangre - the blood

la orina - the urine

la presión - the pressure
la píldora)
la pastilla) - the pill

el análisis - the analysis

la emulsion - the emulsion
las gotas - the drops

V e r b s

avisar - to communicate, to
                inform

alarmar(se) - to alarm

decidir - to decide

- 60 -

Ejercicios de sustitución:

Hay un <u>televisor</u>.

_____ una mesa de noche.

_____ una cama.

_____ dos sillas.

Déjame <u>ponerte una inyección</u>.

_____ ponerte el termómetro.

_____ ver tu brazo izquierdo.

_____ ver tu pierna derecha.

Todavía me duele <u>la pierna</u>.

_____ la cabeza.

_____ el brazo.

_____ el estómago.

_____ el pie.

_____ la cadera.

¿Cuándo viene <u>el médico</u>?

¿_____ las enfermeras?

¿_____ el especialista?

¿_____ mi papá?

¿_____ mis amigos?

¿_____ los niños?

¿Cómo se siente <u>usted</u>?

¿_____ ellas?

¿_____ Juan?

¿_____ ustedes?

¿_____ María y Ana?

¿_____ tú?

<u>Yo</u> me siento mejor.

Él _____

Nosotros _____

Usted _____

Ellas _____

Tú _____

Spanish for Nurses
Unit III

Ejercicios de sustitución:

La enfermera sale del cuarto.   El doctor Ruiz vendrá a las diez.

Mi mamá _____   El padre _____

El especialista _____   Las enfermeras _____

Ana y María _____   El ortopédico _____

Usted es muy amable.   A veces hay que operar.

_____ muy buena.   _____ poner una inyección.

_____ enfermeras.   _____ poner el termómetro.

_____ especialistas.   _____ hacer análisis.

_____ cirujano ortopédico.   _____ tomar la presión arterial.

El doctor ordenó un análisis de sangre.

_____ unas radiografías.

_____ darle unas tabletas.

_____ ponerle una inyección.

_____ un análisis de orina.

_____ un lavado intestinal.

_____ una inyección intravenosa.

Spanish for Nurses
Unit III

Verbos Irregulares (Irregular Verbs)

Cuadros Comparativos

__HABER__ (To have) - As an __auxiliary__ will be followed by the
past participle of the other verb. Alone
only in the active conjugation.

	__PRESENTE__ (hoy)	__PRETERITO__ (ayer)	__FUTURO__ (mañana)
yo	he	hube	habr-é
tú	has	hubiste	habr-ás
usted, él, ella	ha	hubo	habr-á
nosotros-as	hemos	hubimos	habr-emos
ellos, ellas, Uds.	han	hubieron	habr-án

PONER

yo	pong-o	pus-e	pondr-é
tú	pon-es	pus-iste	pondr-ás
usted, él, ella	pon-e	pus-o	pondr-á
nosotros-as	pon-emos	pus-imos	pondr-emos
ellos, ellas, Uds.	pon-en	pus-ieron	pondr-án

SENTIR(SE) (Reflexive)

yo	(me) sient-o	sent-í	sentir-é
tú	(te) sient-es	sent-iste	sentir-ás
usted, él, ella	(se) sient-e	sint-ió	sentir-á
nosotros-as	(nos) sent-imos	sent-imos	sentir-emos
ellos, ellas, Uds.	(se) sient-en	sint-ieron	sentir-án

Spanish for Nurses
Unit III

Ejercicios (Exercises) - Verbs

Cambiar al Futuro el verbo en paréntesis:

A) (Change the verb in parenthesis to the appropriate form of the <u>future</u> (mañana):

1. El cuarto de Juan (ser) privado. _____

2. Su mamá y su hermana (poder) estar con él. _____

3. En el cuarto (estar) María y Ana. _____

4. ¿Cuándo (venir) el médico? _____

5. ¿Cómo (sentirse) mañana? _____

6. También (haber) un televisor _____

B) Complete the sentence with the appropriate word:

1. Voy a _____ una inyección. (calmarle, sentirse, ponerte, estar)

2. Juan _____ acostado en la cama. (aliviar, es, venir, está)

3. La enfermera _____ que es un médico bueno. (dijo, entró, será)

4. La inyección _____ la pierna. (me calma, me sentí, me duele, tengo)

Spanish for Nurses
Unit III

Ejercicios (Exercises):

Conjugue los siguientes verbos: (Conjugate the following verbs:)

	Presente	Pretérito	Futuro
acostar(se) (reflexive)			
yo (acostarse) temprano ( )	_____	_____	_____
nosotros (acostarse) temprano ( )	_____	_____	_____
ustedes (acostarse) temprano ( )	_____	_____	_____
poner			
ella (poner) el libro en la mesa	_____	_____	_____
nosotros (poner) el libro en la mesa	_____	_____	_____
ellos (poner) el libro en la mesa	_____	_____	_____
ver			
nosotros (ver) a Juan	_____	_____	_____
Ud. (ver) a Juan	_____	_____	_____
yo (ver) a Juan	_____	_____	_____

LECTURA I

Juan está en el hospital. Su cuarto es privado y grande.
Hay una cama, dos sillas, una mesa de noche y un aparato
de televisión. María y Ana pasan todo el día con Juan.
Juan está acostado en la cama. María le pregunta si todavía le duele la pierna. Juan contesta que está mejor, pero que
todavía le duele. La enfermera es muy bonita y por eso
Juan está contento. El médico de Juan es especialista de
huesos. La enfermera entra en el cuarto y saluda a Juan.
Ella va a ponerle una inyección para calmarle el dolor de
la pierna. Toma el brazo derecho de Juan y le pone la
inyección. La enfermera dice que la inyección no duele
mucho. El muchacho le dice que ella tiene razón.

Spanish for Nurses
Unit III

Preguntas Lectura I

Answer in Spanish using full sentences:

1. ¿ Dónde está Juan?

Juan está _____

2. ¿ Es privado el cuarto de Juan?

Sí, el cuarto de Juan _____

3. ¿ Cómo es el cuarto?

El cuarto es _____ y _____

4. ¿ Qué hay en el cuarto?

En el cuarto hay _____, _____ y _____

5. ¿ Quiénes pasan todo el día con Juan?

_____ y _____ pasan todo el día con Juan.

6. ¿ Está acostado Juan?

Sí, Juan _____

7. ¿ Dónde está acostado Juan?

Juan está acostado _____

8. ¿ Todavía le duele la pierna?

Sí, _____ la pierna.

9. ¿ Es bonita la enfermera?

Sí, la enfermera _____

10. ¿ Es especialista el médico?

Sí, el médico _____

Spanish for Nurses
Unit III

11. ¿Quién entra en el cuarto?

    _____ entra en el cuarto.

12. ¿Qué hace la enfermera?

    La enfermera _____

13. ¿Qué tiene la enfermera en la mano?

    La enfermera tiene _____ en la mano.

14. ¿Qué va a ponerle la enfermera?

    La enfermera va a ponerle _____ a Juan.

15. ¿Para qué es la inyección?

    La inyección es para _____ de la pierna.

16. ¿Duele mucho la inyección?

    No, la inyección _____

LECTURA II

Cuando la enfermera sale del cuarto, María sale también.
María pregunta a la enfermera a qué hora viene el especialista. La enfermera contesta que el doctor vendrá a
las diez de la mañana, y que ya examinó las radiografías
de la pierna. María quiere saber si es una fractura grave,
pero la enfermera no   sabe. La enfermera dice que a veces
hay que operar, pero que el médico tiene que decidir.
El especialista ordenó hacerle a Juan análisis de sangre
y de orina.

Spanish for Nurses
Unit III

Preguntas Lectura II

Answer in Spanish using full sentences:

1. ¿Salió la enfermera del cuarto?

    Sí, la enfermera _____

2. ¿Quién salió del cuarto también?

    _____ salió del cuarto también.

3. ¿Qué pregunta María a la enfermera?

    María pregunta a la enfermera qué _____

4. ¿Qué contestó la enfermera?

    La enfermera contestó _____

5. ¿Qué examinó el médico?

    El médico examinó _____

6. ¿Es una fractura grave?

    La enfermera _____

7. ¿Hay que hacer algún análisis a Juan?

    Sí, hay que hacerle _____ de _____ y de _____

Spanish for Nurses
Unit III

GRAMÁTICA (GRAMMAR)

Phrases with DE (of) plus a noun

Contrary to English nouns cannot be used as adjectives in
Spanish. When a noun is used as an adjective in English,
in Spanish it is DE plus the noun.

el servicio de emergencia	the emergency service
el aparato de televisión	the television set
el especialista de huesos	the bone specialist
la sala de emergencia	the emergency room
la oficina de admisión	the admission office

Special Uses of the Definite Article

The definite articles are used in Spanish more often than
in English. The definite article is used with titles, except when
addressing a person. directly.

El doctor Morales está de vacaciones.	Dr. Hernández is on vacation
Buenas tardes, doctor Morales.	Good afternoon, Dr. Morales.
Los señores Rodríguez van al hospital.*	Mr. and Mrs. Rodríguez are going to the hospital.
—¿Cómo está, señorita Rodríguez?	—How are you, Miss Rodríguez?

*In Spain and in many Latin American countries preposition
de is used in front of the last name.

Los señores de Rodríguez van al hospital.

Spanish for Nurses
Unit III

Use of HAY

HAY from the verb HABER is an impersonal form. It has no subject expressed in Spanish. It means existence, therefore it is equivalent to there is, there are. In Spanish it is used with singular and plural nouns as objects.

Hay una silla en el cuarto. (There is a chair in the room.)
Hay sillas en el cuarto. (There are chairs in the room.)

Hay cuartos privados en el hospital. (There are private rooms in the hospital.)
Hay un cuarto privado en el hospital. (There is one private room in the hospital.)

Hay una enfermera bonita. (There is a beautiful nurse.)
Hay enfermeras bonitas. (There are beautiful nurses.)

Use of QUE as a relative pronoun

The relative pronoun QUE refers to persons or things and may mean that, which, who or whom.

La enfermera que atiende a Juan es muy bonita. (The nurse who takes care of John is very pretty.)

La ambulancia que trajo a Juan era muy grande. (The ambulance which brought in John was very big.)

Use of TENER QUE

TENER QUE is a most common verbal form to express obligation.

TENER QUE is always followed by an infinitive. In English it means to have to or must.*

Juan tiene que ir al hospital. (John must go to the hospital.)

La enfermera tiene que ponerle una inyección. (The nurse has to give him an injection.)

* Other ways to express necessity or obligation are with the following verbal forms: deber, deber de, haber de.

Los médicos tendrán que examinar las radiografías. (The
doctors will have to examine the X rays.)

La empleada tiene que llenar la planilla de admisión. (The clerk
has to fill out the admission sheet.)

HABER QUE

When the same idea of necessity is to be expressed impersonally,

the verbal form HAY should be used and the conjunction QUE

should precede the infinitive.

Hay que ponerle una inyección.

Hay que operarlo.

Hay que hacerle análisis de sangre y de orina.

Habrá que darle una píldora.

Hubo que llamar a la ambulancia.

Había que visitarlo todos los días en el hospital.

Ejercicios de Sustitución:

El doctor vendrá a las diez.

Las enfermeras _____ a las diez.

Los camilleros _____ a las diez.

Nosotras _____ a las diez.

¿Es una fractura grave?

¿_____ sencilla?

¿_____ doble?

¿_____ en la pierna?

¿_____ en el brazo?

¿_____ en la cadera?

¿ _____ en el hombro?

¿Cree Ud. que hay que operarlo?

¿_____ que hay que sentarlo?

¿_____ que hay que ponerle el termómetro?

¿_____ que habrá que hablar con el doctor?

¿_____ que hay que llamar a la enfermera?

¿ _____ que había que darle otra píldora?

Spanish for Nurses
Unit III

Escena III - Scene III

Visita del especialista al paciente

(El doctor Ruiz es un médico ortopédico. Es el especialista
de huesos del hospital y viene a examinar a Juan.)

Dr. Ruiz:—Buenos días, joven. ¿Cómo se siente?

Juan: —Un poco mejor. La enfermera me puso una inyección
         y la pierna no me duele mucho ahora.

Dr. Ruiz:—Vamos a ver. Aquí tengo las radiografías. La
         fractura no es grave. No tendré que operar, pero
         habrá que enyesar   la pierna.

Juan: —¿ Cuándo podré volver a casa?

Dr. Ruiz:—En dos o tres días. Déjame ver la pierna otra vez.
         Así. Trata de mover la pierna. ¿Te duele? (Tuteándolo)

Juan: — Sí. Me duele cuando trato de moverla.

Dr. Ruiz:—Está bien. Te pondremos un yeso desde abajo de
         la rodilla hasta el tobillo. Te molestará un poco
         al principio, pero luego te acostumbrarás.

Juan: —¿ Cuánto tiempo tendré enyesada la pierna?

Dr. Ruiz:—Sólo por seis semanas. Tendrás que usar unas mule-
         tas para caminar. No debes apoyar la pierna.

María: — Doctor, ¿le quedará bien la pierna? A Juan le
         gustan los deportes y siempre está corriendo.

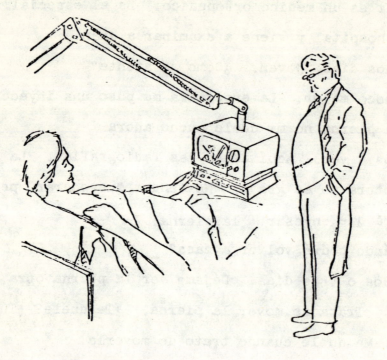

EL ESPECIALISTA VISITA AL PACIENTE

(El doctor Ruiz habla con Juan)

Dr. Ruiz:—Sí. Juan se curará pronto. Es un muchacho fuerte
        y saludable. La fractura fue en la tibia. Por
        suerte fue una fractura simple y el peroné no se
        fracturó.

María: — Gracias, doctor. Ahora me siento más tranquila.

Dr. Ruiz:—Enfermera, por favor, lleve al joven a la sala de
        ortopedia a las once. Prepare todo lo necesario
        para enyesarle la pierna.

Spanish for Nurses
Unit III

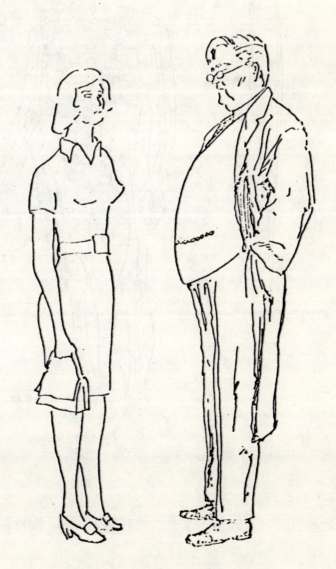

MARÍA HABLA CON EL DOCTOR RUIZ

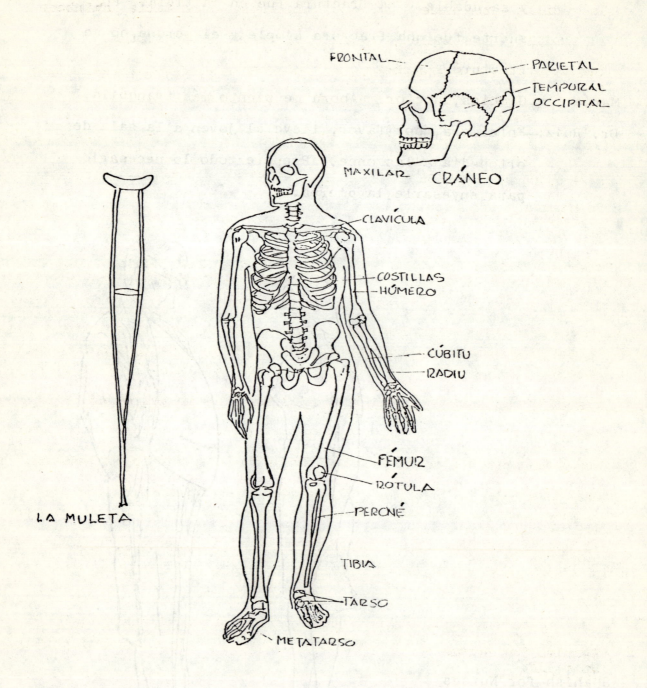

FRONTAL — — PARIETAL — TEMPORAL — OCCIPITAL

MAXILAR — CRÁNEO

CLAVÍCULA

COSTILLAS — HÚMERO

CÚBITU — RADIU

FÉMUR — RÓTULA

PERONÉ

TIBIA

TARSO

METATARSO

LA MULETA

HUESOS DEL CUERPO HUMANO

Basic Vocabulary

la rodilla - the knee

el tobillo - the ankle

las muletas - the crutches

la tibia - the tibia, shinbone

el peroné - the fibula

el yeso
la escayola) - the plaster cast

Additional Vocabulary

principio - beginning

la semana - the week

los deportes - the sports

fuerte - strong

saludable - healthy

simple - simple

tranquila,-o - quiet

la sala de (ortopedia) - the room of (orthopedics)

Verbs

operar - to operate

tratar - to treat

molestar - to bother

acostumbrar(se) - to get used to

usar - to use

apoyar - to lean, to support

quedar - to stay

gustar - to like

curar(se) - to get cured

preparar - to prepare

enyesar - to put in a plaster cast

volver - to return

mover - to move

deber - have to, ought to

Ejercicios de sustitución

Vamos a <u>ver</u> ese brazo.

_____ a ponerle un yeso.

_____ a operarle la pierna.

_____ al hospital.

_____ a la sala de ortopedia.

_____ a enyesarle la pierna.

¿Cuánto tiempo <u>tendré el yeso?</u>

¿_____ estaré en el hospital?

¿_____ me dolerá la pierna?

¿_____ usaré las muletas?

¿_____ tendré que usar muletas?

No debes <u>apoyar la pierna.</u>

_____ apoyar el pie.

_____ mover la pierna.

_____ caminar sin muletas.

_____ jugar a la pelota.

_____ acostarte tarde.

La fractura fue <u>en la tibia.</u>

_____ en la cabeza del fémur.

_____ en el peroné.

_____ en la cadera.

_____ en el fémur.

_____ en la clavícula.

_____ en el tobillo.

_____ en el cúbito y el radio.

LECTURA III

El doctor Ruiz es el médico ortopédico del hospital. (Él) va
a ver a Juan y le examina la pierna otra vez. El médico
dice que la fractura no es grave y que por eso no tendrá
que operarlo. A Juan habrá que enyesarle la pierna. La
fractura fue en la tibia. Juan podrá volver a casa en dos
o tres días. Juan tendrá enyesada la pierna (por) unas seis
semanas. Tendrá que usar muletas, pues no puede apoyar la
pierna. Juan se curará pronto porque es un muchacho fuerte
y saludable. María está ahora más tranquila. La enfermera
llevará a Juan a la sala de ortopedia para enyesarle la
pierna. El chico tendrá que reposar y no podrá caminar mucho.

Preguntas Lectura III

Answer in Spanish using full sentences:

1. ¿Quién es el Dr. Ruiz?

   _____

2. ¿Qué dice el médico?

   _____

3. ¿Tendrá que operar al chico?

   _____

4. ¿Qué habrá que hacerle a Juan?

   _____

5. ¿Cuándo podrá Juan volver a la casa?

   _____

6. ¿Cuánto tiempo tendrá el enfermo enyesada la pierna?

   _____

7. ¿Puede Juan apoyar la pierna?

   _____

8. ¿Qué usará el muchacho para caminar?

   _____

9. ¿Por qué se curará pronto?

   _____

10. ¿Cómo está ahora María?

    _____

11. ¿Adónde llevará la enfermera al paciente?

    _____

12. ¿Para qué lo llevará allá?

    _____

Spanish for Nurses
Unit III

Preguntas Generales

Answer in Spanish using full sentences:

1. ¿Hay cuartos privados en el hospital?

    Sí, en el hospital _____

2. ¿Hay televisores en el hospital?

    Sí, _____ en el hospital.

3. ¿Son bonitas las enfermeras?

    Sí, las enfermeras _____

4. ¿Calma el dolor una inyección?

    Sí, una inyección _____

5. ¿Dónde se pone una inyección?

    Una inyección se pone _____

6. ¿Duele mucho una inyección?

    No, una inyección _____

7. ¿Es usted especialista de huesos?

    No, _____ especialista de huesos.

8. ¿Dónde acuestan a los enfermos?

    A los enfermos los acuestan _____

Spanish for Nurses
Unit III

Uses of the verb SER (to be)

SER is used:

I. To express a permanent condition or characteristic

    of the subject. An adjective normally follows

    SER.

    La enfermera es muy buena.
      (The nurse is very good.)

    El doctor Morales es inteligente.
      (Doctor Morales is intelligent.)

    El hospital es muy grande.
      (The hospital is very big.)

II. To express time of day.

    Es la una.
      (It is one o'clock.)

    Eran las dos.
      (It was two o'clock.)

    Son las doce.
      (It is twelve o'clock.)

III. To express status, profession or career-orientation,

    designating one's role in life.

    La señora Green es enfermera.
      (Mrs. Green is a nurse.)

    Juan es un paciente excelente.
      (John is a very good patient.)

Spanish for Nurses
Unit III

El doctor Morales es especialista en huesos.
   (Dr. Morales is a bones' specialist.)

IV. To express nationality.

Las enfermeras son francesas.
   (The nurses are French.)

El médico era alemán.
   (The medical doctor was German.)

Juan es norteamericano.
   (John is a North-American.)

Uses of the verb ESTAR (to be)

ESTAR is used:

I. To express location.

Juan está en el hospital. (temporary)
   (John is in the hospital.)

El hospital está en Brooklyn. (permanent)
   (The hospital is in Brooklyn.)

II. To express a usually temporary condition involving

the subject. Normally an adjective follows ESTAR.

La enfermera está cansada.
   (The nurse is tired.)

Juan está enfermo.
   (John is sick.)

María está triste.
   (Mary is sad.)

Spanish for Nurses
Unit III

III. To express a progressive action. ESTAR will be
followed by the gerund of the verb of the action.

El médico está <u>tratando</u> al enfermo.
   (The doctor is treating the patient.)

La empleada está <u>llenando</u> la planilla de admisión.
   (The employee is filling the admission form.)

IV. To express the result of an action. ESTAR will be
followed by the past participle of the compound
verb.

La comida está <u>servida</u>.
   (Dinner is served.)

El paciente está <u>dormido</u>.
   (The patient is asleep.)

La puerta está <u>abierta</u>.
   (The door is open.)

Ejercicios (Exercises):

I. Fill in the blanks with the corresponding form of

SER in the <u>Present</u> tense.

1. La enfermera _____ bonita.

2. Nosotros no_____ camilleros.

3. El Dr. Morales _____ médico ortopédico.

4. El cuarto de Juan _____ privado.

5. Yo no _____ médico.

6. _____ las dos de la tarde.

7. El muchacho _____ norteamericano.

II. Fill in the blanks with the corresponding form of

ESTAR in the <u>Present</u> tense.

1. María _____ más tranquila ahora.

2. ¿ Dónde _____ Juan y María?

3. Yo _____ en el jardín de la casa.

4. Nosotros _____ en la sala de emergencia del hospital.

5. El Dr. Ruiz _____ de vacaciones.

6. ¿ _____ Juan acostado en la cama?

Spanish for Nurses
Unit III

III. Fill in the blanks with the corresponding form of SER or ESTAR in the Present tense.

1. La fractura _____ en la tibia.

2. María _____ en la casa.

3. El especialista _____ en Francia (France).

4. Ustedes _____ muy tranquilos hoy.

5. Nosotros _____ camilleros.

6. Ella _____ la hermana de Juan.

7. La madre de Juan _____ María.

8. Las muletas _____ en el hospital y en la farmacia.

IV. Translate into Spanish:

1. Where are you?

   _____

2. We are in the emergency room.

   _____

3. She is my mother.

   _____

Spanish for Nurses
Unit III

4. My doctor is very intelligent.

    _____

5. The room is private.

    _____

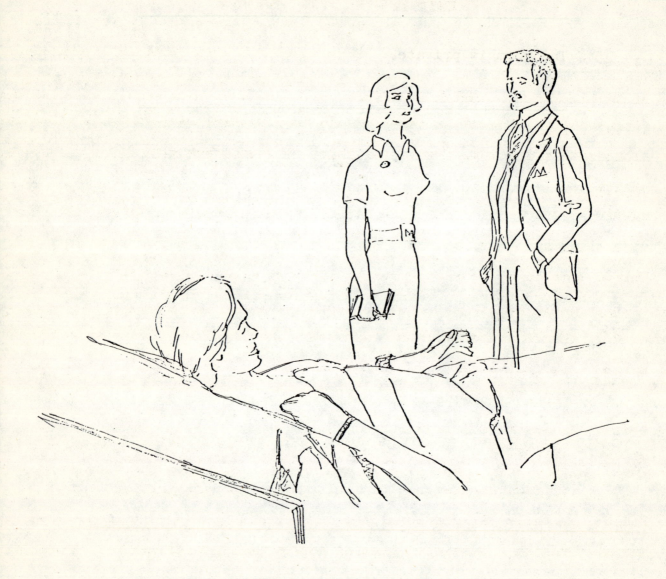

EL PADRE DE JUAN LLEGA AL HOSPITAL

(John's father arrives at the hospital)

UNIT IV

Escena I - Scene I

El padre de Juan llega al hospital

(Juan está dormido en la cama. María está sentada en un sillón junto a la cama. Pedro, el padre de Juan, llega a la
habitación.)

María : -Pedro, ¡qué bien que llegaste! ¿Qué te parece todo
       esto?

Pedro: -Una sorpresa desagradable. Cuéntame cómo ocurrió.
       Habla bajito porque el muchacho está dormido y no
       quiero despertarlo.

María: -Imagínate. Juan se cayó en el jardín y se partió la
       pierna izquierda.

Pedro:-¿Es seguro el diagnóstico?

María: -Sí, lo vieron dos médicos. El doctor Ruiz es el espe-
       cialista de huesos. Le hicieron muchas radiografías.

Pedro: -¿Es grave la fractura?

María: -Gracias a Dios, no. Dice el doctor Ruiz que es una
       fractura simple de la tibia. No hay que operarlo.

Pedro: -Veo que ya le enyesaron la pierna.

María: -Sí. Desde la rodilla hasta el tobillo. Juan está muy
       molesto y le dieron unas píldoras para el dolor. Se
       quedó dormido en seguida.

Pedro:—¿Te dijo el médico cuántos días tendrá que estar en el
hospital?

María: —Sí. El (doctor) cree que tendrá que estar aquí (por) dos
o tres días. Pero deberá tener el yeso (por) unas
seis semanas.

Pedro: —Seguro que tendrá que caminar con muletas.

María: —Efectivamente. Hay que ordenar unas muletas en la farmacia.

Pedro: —No te preocupes. Yo lo haré esta misma tarde. Ahora
debo regresar a la oficina. Trataré de pasar más
tarde para darle un beso. No quiero despertarlo ahora.
Verás como todo se resuelve sin dificultad. Hasta
luego.

Vocabulario Básico

la habitación - the room

la sorpresa - the surprise

desagradable - disagreeable, unpleasant

bajito - low

el diagnóstico - the diagnosis

la dificultad - difficulty

efectivamente - as a matter of fact

la farmacia - the pharmacy

tarde - late

el beso - the kiss

el problema - the problem

V e r b o s

contar - to narrate (irreg.) tell story

despertar - to awake, to wake up (irreg.)

imaginar - to imagine

resolver - to solve (irreg.)

preocupar(se) - to worry

hacer - to do (irreg.)

regresar - to return

Other medical terms

la infección - infection

el síncope - syncope

el apéndice - appendix

el riñón - kidney

el hígado - liver

el corazón - heart

el pulmón - lung

apendicitis - appendicitis

renal - pertaining to the kidneys

hepático - pertaining to the liver

cardíaco - cardiac

pulmonar - pulmonary

Spanish for Nurses
Unit IV

Ejercicios de sustitución:

Habla (bajo) porque <u>el muchacho está dormido</u>.

_____ el médico está trabajando.

_____ la enfermera está escribiendo.

_____ no quiero que Juan se despierte.

Dice el doctor que <u>es una fractura simple</u>.

_____ es una pulmonía.

_____ es un síncope cardíaco.

_____ es apendicitis.

_____ es hepatitis.

_____ es una infección renal.

Tendrá que <u>caminar con muletas</u>.

_____ estar seis semanas en el hospital.

_____ usar una silla de ruedas.

_____ hacer ejercicios todos los días.

_____ alimentarse bien.

Trataré de <u>venir más tarde por aquí</u>.

_____ de tomar el jugo de naranja.

_____ de no mover la pierna.

_____ de hablar con la enfermera.

_____ de descansar mucho.

Spanish for Nurses
Unit IV

LECTURA I

El padre de Juan se llama Pedro. Cuando éste llega al
hospital, Juan está dormido. María está junto a la cama
de Juan. Pedro   da un beso a María y le pregunta por
el estado del chico. Pedro no quiere despertar a Juan y
por eso habla en voz baja. María le dice el diagnóstico
final de los médicos. María también   dice que Juan deberá de estar en el hospital (por) dos o tres días y que
tendrá la pierna enyesada durante seis semanas. Pedro
ordenará unas muletas en la farmacia esa misma tarde. El
padre tiene que regresar a la oficina y dice que tratará
de pasar más tarde para ver a Juan otra vez.

Scene I

Answer the following questions:

1. ¿Cómo se llama el padre de Juan?

   _____

2. ¿Cómo está Juan cuando Pedro llega al hospital?

   _____

3. ¿Quién está junto a la cama del muchacho?

   _____

4. ¿Qué hace Pedro cuando llega al hospital?

   _____

5. ¿Quiere Pedro despertar al chico?

   _____

6. ¿Cómo habla Pedro?

   _____

7. ¿Por qué habla Pedro en voz baja?

   _____

8. ¿Cuál es el diagnóstico de los médicos?

   _____

9. ¿Cuántos días tendrá que estar Juan en el hospital?

   _____

10. ¿Cuántos días tendrá que llevar puesto el yeso?

    _____

11. ¿Qué ordenará Pedro en la farmacia?

    _____

12. ¿Adónde tiene que regresar Pedro?

    _____

13. ¿Qué tratará de hacer Pedro más tarde?

    _____

Spanish for Nurses
Unit IV

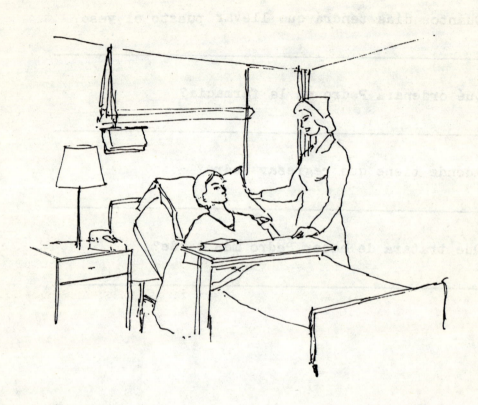

LA ENFERMERA HABLA CON JUAN

(The nurse talks to John)

Escena II - Scene II

En el hospital, al día siguiente del accidente

(Juan pasó la noche en el hospital. La enfermera viene a visitarlo por la mañana temprano.)

Enfermera: -¿Cómo estás hoy?

Juan: -No estoy muy bien. Todavía me molesta mucho la
            pierna.

Enfermera: -Te voy a dar otra píldora para el dolor. Tómala
            ahora mismo.

Juan: -Muchas gracias.

Enfermera: -¿Cómo dormiste anoche?

Juan: - Mal. La enfermera del turno de (la) noche me dio
            una píldora, pero el yeso de la pierna no me dejó
            dormir.

Enfermera: -¿Te sientes cómodo?

Juan: -No, no mucho.

Enfermera: -Te voy a cambiar la posición de la almohada.
            (La enfermera pone la almohada al lado de la pier-
            na enyesada de Juan y le coloca otra almohada de-
            bajo de la cabeza.) ¿Te sientes mejor ahora?

Juan: -Sí, muchas gracias. Ahora estoy más cómodo.

Enfermera: -Veo que no tomaste el jugo de naranja. ¿Por qué
            no lo tomas ahora? (La enfermera le da a Juan el
            vaso de jugo.)

Juan: —Sí, ahora lo tomaré. No está muy frío y así me
           gusta más. Mamá bajó a desayunar a la cafetería.
           Dijo que va a traerme un pastel de chocolate.

Enfermera: —Magnífico. Tienes que alimentarte bien. Así te
           curarás muy pronto.

Juan: —Es verdad. Pero a veces me duele tanto la pierna
           que no tengo deseos (ganas) de comer ni de beber.

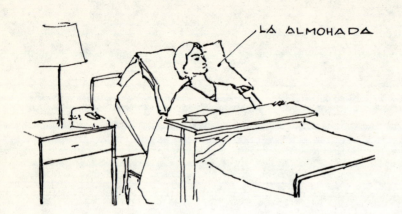

LA ALMOHADA

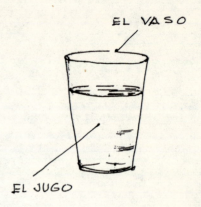

EL VASO

EL JUGO

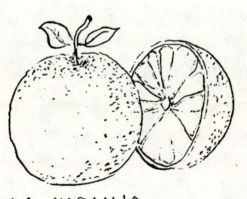

LA NARANJA

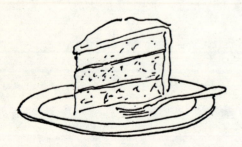

EL PASTEL

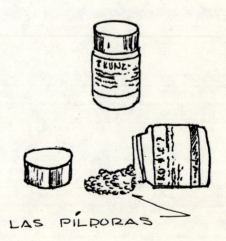

LAS PÍLDORAS

Basic Vocabulary

la almohada - the pillow

el jugo - the juice

las naranjas - the oranges

la píldora - the pill

el vaso - the glass

el pastel - the pie

la cafetería - the cafeteria

Additional Vocabulary

ahora - now

anoche - last night

aunque - although

frío - cold

cómodo - comfortable

deseos (ganas) - wishes

enyesada - plastered

lado - side

mejor - better

mucho - much

muy - very

la noche - the night

otra - another

porque - because

posición - position

el turno - the turn, the shift

el chocolate - the chocolate

magnífico - magnificent,
                  wonderful

V E R B S

alimentar(se) - to feed

cambiar - to change

dar - to give (irreg.)

colocar - to place

comer - to eat

dormir - to sleep (irreg.)

doler - to hurt (irreg.)

traer - to bring (irreg.)

gustar - to be pleasing

bajar - to go down

curar(se) - to cure oneself

Ejercicios de sustitución:

Juan pasó la noche en el hospital.

_____ muy molesto.

_____ con dolor en la pierna.

_____ sin dormir.

_____ con mucha sed.

Te voy a dar otra píldora para el dolor.

_____ un vaso de jugo de naranja.

_____ una pastilla para dormir.

_____ un pastel de chocolate.

_____ una medicina para el catarro. (for a cold)

El dolor de la pierna no me dejó dormir.

El dolor de cabeza _____

La sed _____

La posición de la almohada _____

Ahora estoy más cómodo.

_____ más tranquilo.

_____ más contento.

_____ menos nervioso.

_____ más adolorido.

_____ menos adolorido.

Spanish for Nurses
Unit IV

Ejercicios de sustitución (Cont.):

Tienes que alimentarte bien.

_____ dormir mucho.

_____ descansar por dos semanas.

_____ tomar el jugo de naranja.

Debes de alimentarte mucho.

_____ descansar un poco.

_____ tomar la leche.

_____ hablar con el médico pronto.

GRAMATICA (GRAMMAR)

Las contracciones (Contractions)

The preposition DE is added to the definite article EL resulting in the contraction DEL.

La enfermera de el muchacho   (The boy's nurse)
                del

La almohada de el joven   (The boy's pillow)
              del

There are no contractions with the articles la, los, las.

La enfermera de la muchacha   (The girl's nurse)

La enfermera de los muchachos   (The boys' nurse)

La enfermera de las muchachas   (The girls' nurse)

There are no contractions with él (subject-pronoun).

La enfermera de él   (His nurse)

The preposition A is added to the definite article

EL, resulting in the contraction AL.

María va a el hospital.   (Mary goes to the hospital.)
       al

Antonio escribe a el profesor.   (Anthony writes to the professor.)
             al

Spanish for Nurses
Unit IV

There are no contractions with articles <u>la</u>, <u>los</u>, <u>las</u>.

Antonio escribe <u>a la</u> muchacha.   (Anthony writes to the girl.)

Antonio escribe <u>a los</u> muchachos. (Anthony writes to the boys.)

Antonio escribe <u>a las</u> muchachas. (Anthony writes to the girsl.)

There are no contractions with <u>él</u> (subject-pronoun).

María va a verlo <u>a él</u>.   (Mary goes to see him.)

Ejercicios (Exercises):

I. Use la contracción <u>al</u> cuando corresponda. (Use the
    contraction <u>al</u> when necessary.)

1. Pedro va (   ) parque.
              a el

2. María va (   ) enfermería.
             a la

3. Antonio lee (   ) enfermo.
                a el

4. Antonio le escribe a él (   ).
                            a él

II. Use la contracción <u>del</u> cuando corresponda. (Use the
    contraction <u>del</u> when necessary.)

1. El libro (   ) paciente.
             de el

2. El libro (   ) pacientes.
             de los

3. El cuarto de él (   ).
                    de él

4. El cuarto (   ) muchacho.
              de el

Spanish for Nurses
Unit IV

- 102 -

Expresiones con TENER:

1. (Yo) tengo sueño.   (I am sleepy.)

2. Él tiene sed.   (He is thirsty.)

3. Ella tiene hambre.   (She is hungry.)

4. (Nosotros) tenemos frío.   (We are cold.)

5. Ellos tienen calor.   (They are hot.)

6. Usted tiene fiebre.   (You have a fever.)

7. Ella tiene la presión alta.   (She has high blood pressure.)

8. Pedro tiene la presión baja.   (Peter has low blood pressure.)

9. (Yo) tengo náuseas.   (I have nausea.)

10. Ella tiene neuralgia.   (She has neuralgia.)

Tener enfermedades

1. María tiene sarampión.   (Mary has the measles.)

2. Pedro tuvo pulmonía.   (Peter had pneumonia.)

3. Alberto tiene viruelas.   (Albert has smallpox.)

4. Antonio tiene paperas.   (Anthony has the mumps.)

5. José tuvo rubeola.   (Joseph had german measles.)

6. El tiene tifus.   (He has thyphus.)

7. Ella tiene escarlatina.   (She has scarlet fever.)

8. Usted tiene asma.   (You have asthma.)

9. Ellos tuvieron bronquitis.   (They had bronchitis.)

10. Luisa tiene catarro.   (Luisa has a cold.)

11. Ellos tuvieron paludismo.   (They had malaria.)

Spanish for Nurses
Unit IV

Ejercicios (Exercises):

I. Conteste las siguientes preguntas: (Answer the following questions)

1. ¿Tiene usted sed?

_____

2. ¿Tienen ustedes frío ahora?

_____

3. ¿Tienen ustedes hambre ahora?

_____

4. ¿Tiene usted calor en·el verano?

_____

5. ¿Tiene usted sueño en la clase de español?

_____

6. ¿Tiene usted fiebre o no?

_____

7. ¿Tiene usted la presión alta?

_____

Spanish for Nurses
Unit IV

8. ¿ Tiene usted la presión baja?

_____

9. ¿ Tuvo usted sarampión?

_____

10. ¿ Tuvo usted tifus alguna vez?

_____

11. ¿ Tuvo usted   pulmonia?

_____

12. ¿ Tiene usted bronquitis?

_____

13. ¿ Tuvo usted escarlatina?

_____

14. ¿ Tuvo usted asma?

_____

Spanish for Nurses
Unit IV

II. Cambie las palabras españolas al inglés y las inglesas
al español. (Change the English words to Spanish and
the Spanish words to English.)

1. sarampión _____

2. vómito _____

3. bronquitis _____

4. scarlet fever _____

5. rubeola _____

6. typhus _____

7. viruelas _____

8. mumps _____

9. presión alta _____

10. néuseas _____

Spanish for Nurses
Unit IV

EL GERUNDIO (THE GERUND)

Verbs ending in AR:

To form the Gerund of verbs ending in AR, the ending ANDO must be added to the stem.

dar - dando   (giving)   estar - estando   (being)

tomar - tomando (taking)   cambiar - cambiando (changing)

Verbs ending in ER, IR:

To form the Gerund of verbs ending in ER and IR, the ending IENDO must be added to the stem.

tener - teniendo (having)   comer - comiendo (eating)

doler - doliendo (hurting)   beber - bebiendo (drinking)

ESTAR with the Gerund:

ESTAR plus the Gerund of other verbs is used to express a progressive action.

Yo estoy tomando la píldora. (I am taking the pill.)

Usted está bebiendo el jugo. (You are drinking the juice.)

La enfermera está poniendo la almohada a Juan. (The nurse is giving a pillow to John.)

Ana está cambiando la cama ahora. (Ann is changing the bed now.)

Nosotros estamos comiendo ahora. (We are eating now.)

Ellos están necesitando unas vacaciones. (They are needing a vacation.)

Ustedes estarán trabajando mucho mañana.(You will be working too much tomorrow.)

Spanish for Nurses
Unit IV

Ejercicios (Exercises):

I. Cambie al plural. (Change to the plural.)

1. Yo estoy hablando español.

_____

2. La enfermera le está dando la píldora ahora.

3. El muchacho está descansando en la cama.

_____

4. Usted está comiendo mucho.

_____

5. El está bebiendo el jugo.

_____

II. Conteste las siguientes preguntas. (Answer the following

questions.)

1. ¿Está usted cambiando la cama?

Sí,_____

2. ¿Está usted tomando la temperatura?

Sí,_____

3. ¿Está usted tomando la presión?

Sí,_____

4. ¿Está usted poniendo la almohada?

Sí,_____

5. ¿Está usted enyesando la pierna?

Sí,_____

Spanish for Nurses
Unit IV

6. ¿Está usted cuidando al enfermo?

   No, _____

7. ¿Está usted dando la medicina al enfermo?

   No, _____

8. ¿Está usted poniendo una vacuna al paciente?

   No, _____

9. ¿Está usted bebiendo el jugo ahora en este momento?

   No, _____

10. ¿Está usted comiendo poco en estos días?

   No, _____

LECTURA II

La enfermera le pregunta a Juan cómo está. A Juan le
duele mucho la pierna. La enfermera le va a dar a Juan
una píldora. Ella le pone la almohada al muchacho al
lado de la pierna enyesada y el enfermo se siente mucho
más cómodo. Juan se toma el vaso de jugo de naranja.
La enfermera le dice a Juan que necesita alimentarse.

Preguntas Lectura II

Answer in Spanish using full sentences:

1. ¿Quién le pregunta a Juan cómo está?

   _____

2. ¿Qué le duele al muchacho?

   _____

3. ¿A quién le van a dar una píldora?

   _____

4. ¿Qué pone la enfermera al lado de la pierna enyesada?

   _____

5. ¿Quién es el enfermo?

   _____

6. ¿Quién se siente mucho más cómodo?

   _____

7. ¿Qué   toma el chico?

   _____

8. ¿ Toma el enfermo jugo de naranja o de manzana?

   _____

9. ¿Qué necesita Juan?

   _____

Spanish for Nurses
Unit IV

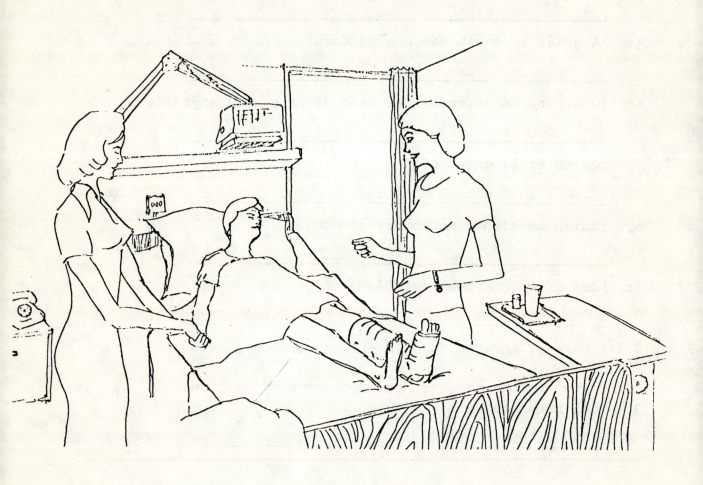

JUAN HABLA CON SU MADRE Y CON SU HERMANA

(John talks with his mother and his sister)

Escena III - Scene III

Juan habla en el cuarto con su madre y con su hermana.

Ana: —¿Te sientes mejor, Juan?

Juan: —No me siento muy bien, pero cuando tengo dolor la enfermera me da un sedativo.

María: —Sí, el doctor me dijo que ordenó darte un calmante para el dolor.

Ana: —¿Sabes que Pedro Pérez, el padre de tu amigo Antonio, está en el hospital?

Juan: —¿Qué le pasó?

Ana: —Se le presentó un dolor en el pecho, muy fuerte..... Creo que tuvo un síncope cardíaco.

María: —Por favor, Ana, nosotros no sabemos qué pasó. Sólo sabemos que está bastante grave. El señor Pérez siempre padeció de una enfermedad del corazón.

Ana: —Mi tía Juana dijo que fue un síncope. Él estuvo padeciendo de frecuentes dolores en el pecho, falta de respiración y en ocasiones tuvo palpitaciones muy rápidas en el corazón. Mi tía Juana es su vecina y lo sabe bien.

María: —Mi hermana Juana debió de estudiar medicina, porque
siempre está diagnosticando enfermedades a todo
el mundo. Ya tu padre te dijo ayer que sólo los médicos pueden diagnosticar las enfermedades. Ellos
estudiaron en la universidad muchos años para eso.

Juan: —Mamá, tú te olvidas de que tía Juana ve todos los programas de televisión que tratan de medicina.

María: —Es verdad, mi hermana siempre está hablando de die-
tas y dando tratamiento médico a todos sus vecinos,
porque repite lo que dicen en la televisión.

Juan: — Menos mal que nadie le hace caso.

Ana: — Yo sí creo que sabe mucho.

María: —Juana es una gran hermana y una tía maravillosa, pero
no sabe nada de medicina.

Vocabulario Básico

cardíaco - cardiac

el corazón - the heart

diagnosticar - to diagnose

la dieta - the diet

la enfermedad - the disease

falta - fault

frecuente - frequent

gran - great

maravilloso - marvelous

el mundo - the world

nada - nothing

la ocasión - the occasion

la palpitación - the palpitation

el programa - the program

rápido - fast

la respiración - the respiration, breathing

el sedativo - the sedative

el síncope - the syncope, fainting spell

la televisión - the television

la universidad - the university

el vecino - the neighbor

hacer caso - to pay attention

Spanish for Nurses
Unit IV

Preguntas Escena III:

Answer in Spanish using full sentences:
1. ¿Cómo se siente Juan?

_____

2. ¿Quién le da un sedativo a Juan?

_____

3. ¿Cuándo la enfermera le da un sedativo al muchacho?

_____

4. ¿Quién ordenó darle un sedativo al joven?

_____

5. ¿Quién está hospitalizado además de Juan?

_____

6. ¿Qué le pasó a Pedro Pérez?

_____

7. ¿Qué cree Ana que tuvo el señor Pérez?

_____

8. ¿De qué enfermedad siempre padeció el señor Pérez?

_____

9. ¿Estuvo padeciendo el señor Pérez de frecuentes
   dolores en el pecho?

_____

10. ¿Quién tuvo falta de respiración?

_____

Spanish for Nurses
Unit IV

11. ¿Tuvo el padre de Antonio palpitaciones muy rápidas en el corazón (taquicardia)?

_____

12. ¿Por qué la tía Juana debió de estudiar medicina?

_____

13. ¿Quiénes   pueden diagnosticar las enfermedades?

_____

14. ¿Por qué pueden hacer eso?

_____

15. ¿Quién ve todos los programas de televisión que tratan de medicina?

_____

16. ¿De qué está hablando siempre la tía Juana?

_____

17. ¿Quién cree que la tía Juana sabe mucho?

_____

18. ¿Cree Juan que la tía Juana sabe mucho?

_____

19. ¿Es Juana una buena hermana?

_____

20. ¿Sabe Juana de medicina?

_____

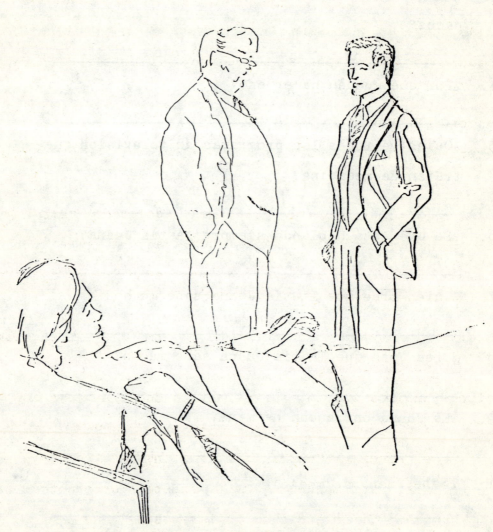

EL PADRE DE JUAN HABLA CON EL ESPECIALISTA

UNIT V

Escena I - Scene I

El médico habla con el padre de Juan

(A las nueve de la mañana, un día después del accidente,
el padre de Juan estaba en el cuarto. El doctor Ruiz entró
para visitar a Juan.)

Médico:— ¿Es usted el padre de Juan?

Pedro: —Sí, doctor. Soy Pedro González, el padre de Juan.
¿Cómo lo encuentra usted hoy?

Médico:—Ayer por la tarde estaba muy adolorido, pero hoy lo
encuentro mejor. No es una fractura grave como se
creía. Las radiografías mostraron que es una fractura simple de la tibia.

Pedro: —Sí, doctor. Mi esposa me informó ayer de su diagnóstico.

Médico:—Tuvimos suerte. Una fractura doble es cosa muy se-
ria. Juan tendrá que estar en el hospital sólo hasta
el miércoles. Tendrá la pierna enyesada(por)seis semanas. Por supuesto, usará muletas durante todo este
tiempo. En junio le quitaremos el yeso.

Pedro: —Ya lo imaginaba. Pensaba ordenar las muletas a la
farmacia esta misma noche. Ayer lunes no pude hacer-
lo.

Médico:—Esta tarde, a las cuatro, enviaré a Juan al cuarto de
fisioterapia. Debe hacer unos ejercicios que le
ayudarán a curarse más rápido. No se preocupe, señor.

Pedro: —Yo estaba muy preocupado, doctor, pero sus palabras
me tranquilizan.

Médico:—Me alegro. Juan es un muchacho fuerte y sanará muy
pronto. Ahora indicaré la dieta para mañana miércoles y daré las instrucciones para la sesión de fisioterapia. Por favor, ¿qué hora es?

Pedro: —Son las nueve y media.

Médico:—Gracias, señor González. Mucho gusto en conocerle.
Hasta luego.

BASIC VOCABULARY

siguiente - following

la suerte - the luck

por supuesto - of course

la dieta - the diet

durante - during

la fisioterapia - the physiotherapy

la sesión - the session

EXPRESSIONS

mucho gusto - much pleasure

hasta luego - so long, until soon, see you later

tuvimos suerte - we were lucky

V E R B S

encontrar (irreg.) - to find

tranquilizar - to calm, tranquilize

sanar - to cure

mostrar (irreg.) - to show

indicar - to indicate

preocupar(se) - to worry

imaginar - to imagine

vendar - to bandage

quebrar (irreg.) - to break

ADDITIONAL VOCABULARY

torcedura - sprain, dislocation

contusión - contusion, bruise

golpe - bump, bruise

lesión - injure, lesion

gasa - gauze

venda - bandage

Spanish for Nurses
Unit V

Ejercicios de sustitución:

Ayer por la tarde <u>estaba muy adolorido</u>.

Hoy por la tarde _____

Mañana por la tarde _____

Yo <u>pensaba</u> ordenar las muletas esta misma noche.

Tú _____ la medicina por la tarde.

Nosotros _____ tomar las píldoras el lunes.

Él debe hacer <u>unos ejercicios con la pierna</u>.

Nosotros _____ una cita con el médico.

Ellos _____ reposo durante tres semanas.

Tendrá la pierna enyesada hasta el viernes.

_____ el brazo enyesado _____ el sábado.

_____ la cabeza vendada por tres semanas.

Daré las instrucciones <u>a la enfermera</u>.

_____ al técnico de Rayos X.

_____ a la empleada.

Las radiografías muestran que <u>es una fractura</u>.

_____ es una contusión.

_____ es una lesión pulmonar.

_____ es una piedra en el riñón.

El médico está muy preocupado.

La enfermera _____ muy ocupada.

Yo _____ muy cansado.

El doctor vendrá a las ocho de la noche.

Mamá _____ a las seis de la tarde.

Los amigos del colegio _____ a las nueve de la mañana.

Juan tomó el jugo a las _____.

Le hicieron las radiografías a las _____.

Me pondrán la inyección a las _____.

Lectura I

Al otro día   del accidente, el doctor Ruiz fue a visitar
a Juan. Eran las nueve de la mañana cuando el médico entró
en el cuarto. Allí se encontró con el padre de Juan. El
doctor Ruiz lo saludó y le dijo que encontraba a Juan
mucho mejor. También el doctor Ruiz le dijo que Juan es-
taría en el hospital hasta el miércoles, pero que tendría
 enyesada la pierna hasta junio. Durante seis semanas
Juan tendrá que caminar con muletas. Ese mismo día, a las
cuatro de la tarde Juan irá al cuarto de fisioterapia. Juan
debe hacer unos ejercicios que le ayudarán a curarse más
pronto. El papá de Juan está más tranquilo después de
hablar con el médico.

Spanish for Nurses
Unit V

Preguntas: Lectura I

Answer the questions in Spanish using full sentences:

1. ¿Quién fue a visitar a Juan?

_____

2. ¿A qué hora entró el médico en el cuarto?

_____

3. ¿Quién estaba en el cuarto?

_____

4. ¿Cómo encontró el médico al paciente?

_____

5. ¿Hasta cuándo estará Juan en el hospital?

_____

6. ¿Cuántas semanas tendrá enyesada la pierna?

_____

Spanish for Nurses
Unit V

7. ¿En qué mes le quitarán el yeso?

   _____

8. ¿Cómo tendrá Juan que caminar?

   _____

9. ¿Cuándo irá Juan al cuarto de fisioterapia?

   _____

10. ¿A qué hora?

    _____

11. ¿Qué debe hacer Juan para curarse más pronto?

    _____

12. ¿Cómo se siente el padre de Juan después de hablar
    con el médico?

    _____

GRAMÁTICA (GRAMMAR)

TÚ and USTED; the familiar and the polite forms

In Spanish there are two singular forms for you. One is the familiar form, tú used by people who know each other well or intimately or by persons who call each other by their first names. The other one is the formal form, Usted. This form requires the use of the third person singular of the verb. The plural of tú is vosotros-vosotras, which is not normally used in Spanish America and is not included in this book. The plural of Usted (Ud.) is Ustedes (Uds.), which will require the third person plural of the verb. (In Spanish America ustedes is used as the plural of tú and usted.)

Polite form

Singular	Plural
¿Es Ud. el padre de Juan?	¿Son Uds. los padres de Juan?
Usted tiene las radiografías.	Ustedes tienen las radiografías.

Familiar form

¿Eres tú el padre de Juan?

Tú tienes las radiografías.

Note that in all verbs when you means the familiar form tú, the verbal form is the same as the third person singular plus an s in the present and the future tenses.

Spanish for Nurses
Unit V

Él tiene la pierna enyesada.   Tú tien**es** la pierna enyesada.

Ella toma el jugo de naranja.   Tú tom**as** el jugo de naranja.

Usted vendrá luego al hospital.   Tú vendr**ás** luego al hospital.

Juan sanará pronto.   Tú sanar**ás** pronto.

In the <u>preterit</u> tense (past) for verbs ending in -<u>ar</u>, the
form <u>tú</u> will add the ending -<u>aste</u> to the stem of the verb.
For verbs ending in er/ir, the ending -<u>iste</u> will be added
to the stem.

<u>Present</u>	<u>Preterit</u>
Tú hab**las** ahora con la enfermera.	Tú hablaste ayer con la enfermera.
Tú com**es** en la cafetería cada tarde.	Tú comiste anoche en la cafetería.
Tú sal**es** del cuarto ahora mismo.	Tú saliste del cuarto esta mañana.

Spanish for Nurses
Unit V

Numerals: (Adjetivos numerales cardinales)

Cifras	Cifras	Cifras
1 - uno - one	11 - once - eleven	30 - treinta - thirty
2 - dos - two	12 - doce - twelve	40 - cuarenta - forty
3 - tres - three	13 - trece - thirteen	50 - cincuenta - fifty
4 - cuatro - four	14 - catorce-fourteen	60 - sesenta - sixty
5 - cinco - five	15 - quince - fifteen	70 - setenta - seventy
6 - seis - six	16 - dieciséis-sixteen	80 - ochenta - eighty
7 - siete - seven	17 - diecisiete-seven- teen	90 - noventa - ninety
8 - ocho - eight	18 - dieciocho-eighteen	100- cien - one hundred
9 - nueve - nine	19 - diecinueve - nineteen	1,000 - mil - one thousand
10 - diez - ten	*20 - veinte - twenty	

From 21 to 29 you will say: veintiuno, veintidós, veintitrés,

etc. Cardinal numbers do not change for gender and number.

Note that uno is the cardinal for 1 when used alone. When

preceding a noun, it is replaced by the indefinite article

(un/una).

¿ Qué cosas compraste?

Compre un libro, una pluma, dos cuadernos y tres lápices.

¿ Compró usted libros?

Sí, sólo uno.

Spanish for Nurses
Unit V

Numerals normally precede the nouns they determine except
when used to describe:

dos fracturas

tres camilleros

Exception: el cuarto veinticinco

el capítulo uno

Ciento becomes cien before nouns, and before the cardinals
mil (1,000) and millones. The full form ciento is used from
101 (ciento uno) to 199 (ciento noventa y nueve).

Cardinals in the Hundreds:

Cifras			Cifras		
200	-	doscientos	600	-	seiscientos
300	-	trescientos	700	-	setecientos
400	-	cuatrocientos	800	-	ochocientos
500	-	quinientos	900	-	novecientos

All of the above cardinals in the hundreds will end in -as
(feminine) when used with feminine words:

doscientos libros   doscientas casas

trescientos médicos   trescientas enfermeras

The word millón (one million) is always used preceded by un,
contrary to ciento/cien (one hundred) or mil (one thousand).

Spanish for Nurses
Unit V

Between the tens and units after 30 the conjunction y is
always used in Spanish.

47 - cuarenta y siete   31 - treinta y uno

The months of the year (Los meses del año)

enero	- January	julio	- July
febrero	- February	agosto	- August
marzo	- March	septiembre	- September
abril	- April	octubre	- October
mayo	- May	noviembre	- November
junio	- June	diciembre	- December

Days of the week (Los días de la semana)

el lunes   - Monday
el martes   - Tuesday
el miércoles - Wednesday
el jueves   - Thursday
el viernes   - Friday
el sábado   - Saturday
el domingo   - Sunday

Contrary to English, the days of the week and the months
of the year in Spanish are not capitalized unless they
begin a sentence. Many writers and teachers prefer,
however, to use capital letters: Febrero, Marzo, Lunes, etc.

Spanish for Nurses
Unit V

Except for <u>el sábado</u> (los sábados), and <u>el domingo</u> (los domingos), all other days of the week have the same form for both singular and plural.

Note: The English phrase <u>on Mondays</u>, <u>on Tuesdays</u>, etc. is translated into Spanish as: <u>los lunes</u>, <u>los martes</u>. If the phrase is <u>on Monday</u>, <u>on Tuesday</u>, etc. in Spanish it will be: <u>el lunes</u>, <u>el martes</u>, etc.

<u>Dates</u> (Fechas)

The questions ¿<u>Cuál es la fecha de hoy</u>? or ¿<u>Qué fecha es hoy</u>? should be answered following this model:

Hoy es el _____ de _____ de _____.
　　　　　　number　　　month　　　year

Except for the first day of the month (el primero), all other days are expressed using the cardinal numbers learned before. Example: El 2 de enero de 1974 = el dos de enero de 1974

When the date is not asked, this example should be followed:

¿<u>Qué día es hoy</u>?*

Hoy es _____. Hoy es <u>lunes</u>. Mañana será <u>martes</u>.
　　　　day of the week

Notice that after the verb <u>ser</u> (to be) the day of the week is not necessarily preceded by the definite article <u>el</u>.

---

* Less frequent are the questions: ¿A cómo estamos hoy? or ¿A cuántos estamos hoy? and others.

Spanish for Nurses
Unit V

The seasons of the year

la primavera = spring

el verano = summer

el otoño = autumm

el invierno = winter

Examples (Ejemplos):

En el verano iremos a la playa. (In the summer we will go to

the beach.)

Juan se partió la pierna en la primavera. (Juan broke his

leg in the spring.)

Él verá al médico en el otoño. (He will see the doctor in autumm.)

Yo siempre tengo resfriado en el invierno. (I always have a

cold in the winter.)

Telling the time

The question What time is it? is translated into Spanish as

¿Qué hora es? Notice that in this question the English word

time means hora (hour) in Spanish.

To answer to: ¿Qué hora es? (What time is it?) use the following:

From 2(two) to 12(twelve) the answer is:

Son las dos   -   It is two o'clock

Son las tres y veinte -   It is twenty past three

Son las once y media   -   It is half past eleven

B U T:

Es la una en punto   -   It is one o'clock (sharp)
Es la una y diez y siete -   It is seventeen past one.

Spanish for Nurses
Unit V

Ejercicios (Exercises):

I. Write in Spanish the following times of day. (Be sure
to use the correct form of <u>ser</u>.) When a.m., m. or p.m. is
indicated, please express it properly.
Model: It is 12 **m.** Son las doce del día.

1. 1:17 a.m. _____

2. 12:50 p.m. _____

3. 2:35 a.m. _____

4. 5:45 p.m. _____

5. 7:15 p.m. _____

6. 8:40 a.m. _____

II. Write the cardinals in Spanish. (Escriba los adjetivos numerales cardinales en español.)

1. 3 _____ enfermeras

2. 21 _____ empleadas

3. 3 _____ fracturas

4. 7 _____ píldoras

5. 21 _____ médicos

6. 12 _____ radiografías

7. 1 _____ diagnóstico

8. 14 _____ inyecciones

9. 1 _____ médico

10. 2 _____ camilleros

Spanish for Nurses
Unit V

III. Write the following dates in Spanish:

1. July 15, 1931 _____

2. December 17, 1936 _____

3. September 8, 1361 _____

4. August 21, 1958 _____

5. May 26, 1963 _____

6. January 18, 1960 _____

7. March 12, 1762 _____

8. February 24, 1895 _____

9. May 20, 1902 _____

10. October 10, 1868 _____

11. July 4, 1776 _____

12. December 25, 1574 _____

13. October 12, 1492 _____

IV. Write in full words the following:

1. 25,172 _____

2. 100,200 _____

3. 78,432 _____

4. 2,500,000 _____

5. 373,496 _____

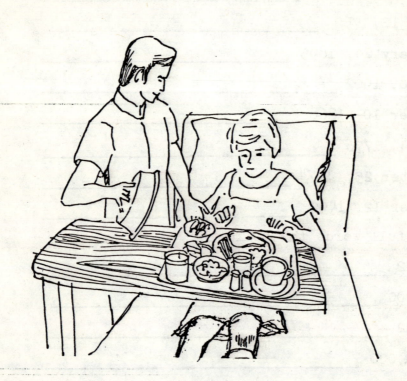

LA HORA DE LA COMIDA EN EL HOSPITAL

(El auxiliar trae la comida a Juan)

UNIT VI

Escena I - Scene I
Es la hora de la comida en el hospital

(Entra un empleado auxiliar del departamento de cocina, con
la bandeja de alimentos para Juan. La enfermera que está
en el cuarto en ese momento, acerca la mesita portátil a
la cama. El empleado pone la bandeja de la comida sobre
la mesita y   dice a Juan:)

Auxiliar: —Aquí tienes la comida.

Enfermera: —Juan,   voy a levantar la cabecera de la cama para
que puedas comer cómodamente.

Juan: —Muchas gracias. Vamos a ver cuál es la comida
de hoy.

(Juan levanta las tapas de los platos donde viene la comida.)

Juan: —Tengo sopa de vegetales, carne, puré de papas,
leche y un pastel de manzana.

Enfermera: —Como tienes una dieta general, puedes comer
casi todo.

Juan: —Es verdad. Ayer mamá fue a ver al señor Pérez
y el pobre no puede comer nada con sal ni con
grasa.

Enfermera: —¡Mira qué suerte tienes! No te debes poner
tan majadero con la comida.

Juan: —Señorita, es que cuando me duele la pierna, me
siento muy mal. Además, mi mamá cocina muy
bien a la española.

Enfermera: —Pero ahora ya no te duele mucho la pierna y la
comida está muy sabrosa. ¿Estás cómodo? ¿Quieres
que te ponga una almohada detrás de la espalda?

Juan: —No, gracias, así me siento muy bien. Empezaré
por comer   el pan con mantequilla.

Enfermera: —Ya me marcho; pero si me necesitas, aprieta el
botón que está en la cabecera de la cama y yo
vendré en seguida. Juan, mastica bien los alimentos. Te comiste el pan sin masticarlo apenas.

Juan: —Señorita, cada día se   parece usted más a mi
mamá. Siempre me está regañando.

(La enfermera se ríe.)

Enfermera: —Me alegro de parecerme a tu mamá. Eso significa
que te estoy cuidando bien.

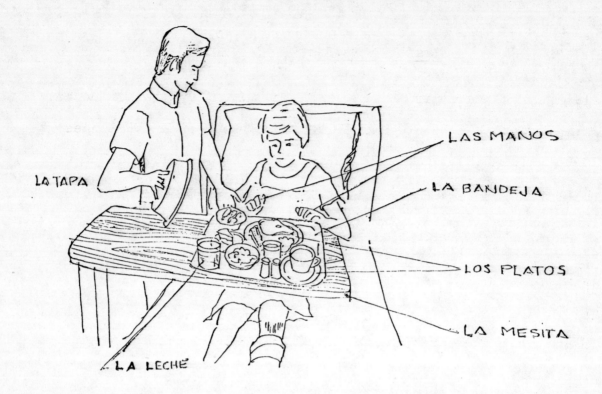

LA TAPA

LAS MANOS

LA BANDEJA

LOS PLATOS

LA MESITA

LA LECHE

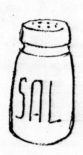

SAL

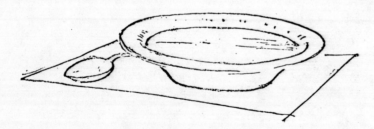

PLATO DE SOPA

Basic Vocabulary

el azúcar - the sugar

los alimentos - the food

la bandeja - the tray

el botón - the button

la cabecera - the head of the bed, bedside

el caldo - the broth

la espalda - the back

la leche - the milk

las manos - the hands

la mantequilla - the butter

las manzanas - the apples

la mesita - the small table

la pimienta - the pepper

los platos - the dishes

la sal - the salt

las tapas - the covers

los vegetales - the vegetables

Additional Vocabulary

además - besides

apenas - scarcely, hardly

el auxiliar - the assistant

cómodamente - comfortably

cuál - which?

la cuchara - the spoon

el cuchillo - the knife

detrás - behind

el departamento - the department

la grasa - the grease

la hora - the hour

hoy - today

majadero - naughty

para - for

pesadez)
llenura) - a full feeling

pobre - poor

portátil - portable

la servilleta - the napkin

suerte - luck

el tenedor - the fork

todo - all

Expressions

a la española = the Spanish way   puré de papas = mashed potatoes

Spanish for Nurses
Unit VI

V E R B S

acercar - to bring near

alegrar(se) - to cheer

apretar (irreg.) - to tighten

cuidar - to take care
cuidar(se)

dejar - to leave

empastar - to fill a cavity

empezar (irreg.) - to start

marchar - to go

masticar - to chew

mezclar - to mix

levantar - to raise
levantar(se)

regañar - to scold

significar - to signify, to mean

parecer(se) (irreg.) - to resemble

reír (irreg.) - to laugh

revolver (irreg.) - to stir

Spanish for Nurses
Unit VI

	EL PRETÉRITO ABSOLUTO	EL PRETÉRITO IMPERFECTO
	HABLAR	**HABLAR**
	(spoke)	(used to speak) (was speaking)
yo	hablé	hablaba
tú	hablaste	hablabas
usted, él, ella	habló	hablaba
nosotros-as	hablamos	hablábamos
ustedes, ellos, ellas	hablaron	hablaban

	TEMER	**TEMER** (used to fear, was fearing)
	(feared)	
yo	temí	temía
tú	temiste	temías
usted, él, ella	temió	temía
nosotros-as	temimos	temíamos
ustedes, ellos, ellas	temieron	temían

Differences between the Preterit and the Imperfect tenses of the Indicative

With the Preterit tense of the Indicative (Pretérito Absoluto) we indicate a certain past action, finished, completed, either recent or distant.

With the Imperfect tense of the Indicative (Pretérito Imperfecto) we indicate a certain past action in progress, incomplete, unfinished, and usually in coexistence with another action.

Spanish for Nurses
Unit VI

	EL PRETÉRITO	EL IMPERFECTO
	DECIDIR	DECIDIR
	(decided)	(used to decide, was deciding)
yo	decidí	decidía
tú	decidiste	decidías
usted, él, ella	decidió	decidía
nosotros-as	decidimos	decidíamos
ustedes, ellos, ellas	decidieron	decidían

IMPERFECTO

	AR verbs	ER & IR verbs
Stem +	-aba	ía
	-abas	ías
	-aba	ía
	-ábamos	íamos
	-aban	ían

It must be noticed that the English Present Perfect tense, when indicating an action which started in the past and is still in progress, must be translated into Spanish using the Present Indicative tense.

Examples: I have known her for years. (La conozco hace años.
(Hace años que la conozco.

She has been working in the (Ella trabaja en el hospital
hospital since 1960. (desde 1960.
(Ella está trabajando en el
(hospital desde 1960.

Spanish for Nurses
Unit VI

Irregular Verbs in the Imperfect

There are only three irregular verbs in the Imperfect (Pretérito Imperfecto) in Spanish.

	SER	IR
	(used to be) (was)	(used to go, was going)
yo	era	iba
tú	eras	ibas
usted, él, ella	era	iba
nosotros-as	éramos	íbamos
ustedes, ellos, ellas	eran	iban

	VER
	(used to see, was seeing)
yo	veía
tú	veías
usted, él, ella	veía
nosotros-as	veíamos
ustedes, ellos, ellas	veían

Spanish for Nurses
Unit VI

Conjugation Exercises

I. Conjugate in the Preterit and the Imperfect:

    1. OPERAR (yo) _____ _____

    2. AYUDAR (usted) _____ _____

    3. COMER (nosotros) _____ _____

    4. BEBER (ustedes) _____ _____

    5. SUFRIR (ellos) _____ _____

II. Change to the proper form of the Imperfect:

    1. La joven parió[1] (dio a luz) un niño hermoso.

    2. La enfermera fue al cuarto de baño.

    3. Juana estuvo bajo tratamiento médico.

    4. La mamá de Juan llenó un formulario en la sala de admisión.

    5. El chico quiso levantar la cabecera de la cama.

    6. El enfermo vomitó mucho.

    7. El médico fue bueno con Mario.

    8. Ricardo vio que el hospital estaba lleno de pacientes.

    9. Yo bebí mucho jugo de naranja.

    10. Nosotros comimos mucho pero no sentimos llenura después de la comida.

1. Many people will use this expression although it is not the best according to good manners.

Spanish for Nurses
Unit VI

GRAMÁTICA (GRAMMAR)

Comparison of Adjectives

1. **Comparative of superiority**

    Rafael está **más** enfermo **que** Felipe. (Raphael is more sick than Phillip.)
              adjective

    Carlos es **más** bueno **que** su hermano. (Charles is better than his brother.)
              adjective

2. **Comparative of inferiority**

    Antonio está **menos** enfermo **que** Alberto. (Anthony is less sick than Albert.)
              adjective

    Pedro es **menos** inteligente **que** Felipe. (Peter is less intelligent than Phillip.)
              adjective

3. **Comparative of equality**

    Rosa está **tan** enferma **como** Ana.   (Rose is as sick as Ann.)
              adjective

    Oscar es **tan** bueno **como** su hermana. (Oscar is as good as his sister.)
              adjective

Comparison of Adverbs

1. Comparative of superiority

    Alberto escribe <u>más</u> claro <u>que</u> Ana. (Albert writes <u>more</u>
                    adverb   clearly <u>than</u> Ann.)

2. Comparative of inferiority

    José lee <u>menos</u> rápido <u>que</u> su primo. (Joseph reads <u>less</u>
                 adverb   rapidly <u>than</u> his cousin.)

3. Comparative of equality

    Linda habla español <u>tan</u> despacio <u>como</u>
        su hermana.   (Linda speaks Spanish
                             adverb   <u>as</u> slowly <u>as</u> her sister.

(Note that the comparative words <u>más</u>, <u>menos</u>, <u>tantos</u> are normally
followed by a noun.)

Comparison of Verbs

1. Comparative of superiority

    León tomó <u>más</u> píldoras <u>que</u> José. (Leon took <u>more</u> pills <u>than</u>
         verb   noun   Joseph.)

2. Comparative of inferiority

    Pablo tiene <u>menos</u> dolor <u>que</u> Andrés. (Paul has <u>less</u> pain <u>than</u>
          verb   noun   Andrew.)

3. Comparative of equality

    Sara examina <u>tantos</u> pacientes <u>como</u> Josefa. (Sarah examines
         verb   noun   <u>as</u> many patients <u>as</u>
                                                     Josephine.)

Exercises:

I. Write a sentence using the comparative of <u>superiority</u>
    for the following adjectives. Use all the given words.
    1. inteligente (Jorge - Roberto) _____
    2. saludable (Pilar - Carmen) _____
    3. gordo (Luis - Pablo) _____
    4. competente (Oscar - Rosa) _____
    5. enfermo (Otto - Alberto) _____

II. Write sentences using the comparative of <u>inferiority</u>
    for the same adjectives of Exercise I.
    1. _____
    2. _____
    3. _____
    4. _____
    5. _____

III. Write a sentence using the comparative of <u>equality</u> for
    the following adjectives.
    1. grande _____
    2. cómoda _____
    3. bueno _____
    4. joven _____
    5. pequeña _____
    6. malo _____

Exercises:

I. Write new sentences using the comparative of inferiority
and equality.

1. El niño se curó **más** pronto que la niña.

Inferiority:

_____

Equality:

_____

2. María visita al médico **más** frecuentemente que su
hermano.

Inferiority:

_____

Equality:

_____

II. Write new sentences using the comparative of superiority
and of equality.

1. La enfermera tiene menos años que el paciente.

Superiority:

_____

Equality:

_____

Spanish for Nurses
Unit VI

2. El Dr. Ruiz visita a <u>menos</u> enfermos <u>que</u> el Dr. Morales.

    <u>Superiority</u>:

    _____

    <u>Equality</u>:

    _____

3. El Dr. Fernández enyesó <u>menos</u> piernas <u>que</u> el Dr. Smith.

    <u>Superiority</u>:

    _____

    <u>Equality</u>:

    _____

GRAMÁTICA (GRAMMAR)

Absolute Superlative (El grado superlativo absoluto)

The absolute superlative has two forms:

a. The adverb <u>muy</u> is placed before the adjective.[1]

b. Drop the last letter of the adjective and add -<u>ísimo</u>, -<u>ísima</u>,-<u>ísimos</u> o -<u>ísimas</u> to agree with the number and gender of the noun that is modified.

I. El doctor es <u>muy</u> bueno. } The doctor is very good.

II. El doctor es <u>buenísimo</u>. }

III. La enfermera es <u>muy</u> inteligente. } The nurse is very intelligent.

IV. La enfermera es <u>inteligentísima</u>. }

Superlative in relation with a group (El grado superlativo relativo)

The relative superlative is expressed by using the definite article before the adverb <u>más</u>. Also notice that you have to use <u>de</u> after the adjective.

I. El doctor García es <u>el más</u> viejo <u>de</u> su familia. (Dr. García is the oldest of his family.)

II. Lina es <u>la más</u> joven <u>de</u> sus hermanos. (Lina is the youngest of her brothers and sisters.

---

1. Other adverbs with an equivalent meaning can be used instead of <u>muy</u>. Some of these adverbs are: sumamente, extremadamente, en extremo, etc.

Demonstrative Adjectives (Adjetivos Demostrativos)

The demonstrative adjectives este, ese, aquel are placed before the nouns and agree in gender and number with the nouns they precede.

este

este - esta (this)
estos - estas (these) } close to the speaker

ese

ese - esa (that)
esos - esas (those) } nearby } between the speaker and the listener

aquel

aquel - aquella (that)
aquellos - aquellas (those) } far away } distant from both

este (this)

este tratamiento (this treatment)

esta inyección (this injection)

estos pacientes (these patients)

estas heridas (these wounds)

ese (that - nearby)

ese sitio (that place)

esa dieta (that diet)

esos muchachos (those boys)

esas revistas (those magazines)

Spanish for Nurses
Unit VI

<u>aquel</u> (that - far away)

  aquel enfermero (that nurse) (male)

  aquella mesa (that table)

  aquellos cuartos (those rooms)

  aquellas casas (those houses)

Sometimes, the speaker refers to an object by placing the demonstrative adjective after the noun. In those cases, the use of the corresponding definite article in front of the noun is required.

that nurse - <u>el</u> enfermero aquel

this table = <u>la</u> mesa esta

these chairs = <u>las</u> sillas estas

those books = <u>los</u> libros esos

<u>Demonstrative Pronouns</u>

The previous demonstrative adjectives when used instead of nouns usually become demonstrative pronouns. Usually a written accent is required except for the neuter form.

Spanish for Nurses
Unit VI

Demonstrative Pronouns

Masculine		Feminine		Neuter (only singular)
Singular	Plural	Singular	Plural	
éste	éstos	ésta	éstos	esto
ése	ésos	ésa	ésas	eso
aquél	aquéllos	aquella	aquellas	aquello

Pattern Practice:

Repeat the sentences several times:

1. —¿Qué es esto?

    —Esto es un libro.

    —¿Qué es eso?

    —Eso es una manzana.

    —¿Qué es aquello?

    —Aquello es una ambulancia.

2. —¿Qué te gusta más, esto o aquello?

    — Me gusta más aquello.

    or

    —Aquello me gusta más que esto.

    or

    —Esto me gusta menos que aquello.

3. —Aquí tienes dos libros. ¿Cuál prefieres, éste o ése?

    —Prefiero éste.

    or

    —Prefiero ése.

4. —¿Cuál jugo prefieres, aquél o éste?

    —Prefiero éste, el de tomate.

    or

    —Prefiero aquél, el de naranja.

Possessive Adjectives (Adjetivos Posesivos)[1]

Possessive adjectives express possession or ownership and
are normally placed before the nouns.

mi - mis (my)

tu - tus (your) (plural and singular)

su - sus (his, her) (plural and singular)

nuestro-a-os-as-(our)

su - sus (their - your) (plural and singular)

mi libro (my book)   mis libros (my books)

tu revista (your magazine)   tus revistas (your magazines)

MI, TU and SU change to the plural MIS, TUS, SUS. They
agree with the things possessed and not with the possessor.

su aparato ortopédico (his/her/   sus aparatos ortopédicos (their,
  your(Ud.) orthopedic device)   your(Uds.) orthopedic devices)

nuestro padre (our father)

nuestra madre (our mother)

nuestros abuelos (our grandfathers, or grandparents)

nuestras abuelas (our grandmothers)

---

1. The original possesives mío, tuyo, suyo drop the last
    syllable when used as adjectives before nouns.

Spanish for Nurses
Unit VI

nuestro tío (our uncle)

nuestra tía (our aunt)

nuestros tíos (our uncles)

nuestras tías (our aunt)

Agreement: Notice that only when the noun ends in s (plural)
will the possessive adjective add an s. (normal agreement)
Sometimes the speaker refers to an object by placing the
possessive after the noun. In those cases the original
forms mío, tuyo, suyo are used and the definite article
is required before the noun.

el libro mío

las mesas tuyas

los tíos suyos[1] (de él
              (de ella
              (de ellos
              (de ellas
              (de Ud.
              (de ustedes

---

1. Note, also, that the possessives su/suyo - sus/suyos suggest
   six possible meanings:

   su casa   ) de Ud., de Uds., de él, de ella,
   la casa suya)   de ellos, de ellas

   For the purpose of clarification, many speakers use the
   definite article followed by the noun and the proper
   equivalent.

   la casa de usted - your house
   el libro de ella - her book
   las manzanas de él - his apples
   el médico de ellos - their doctor

Escena I - Dictado I

Es la hora de la comida. El auxiliar de cocina trae la
bandeja de alimentos para Juan y la enfermera la pone en
la mesita portátil. Juan tiene para comer sopa de vegetales, carne, puré de papas, leche y un pastel de manzanas.
Juan puede comer casi todo porque tiene una dieta general.
Juan no mastica bien los alimentos. La enfermera regaña
a Juan.

Spanish for Nurses
Unit VI

Preguntas: Escena I

Conteste las siguientes preguntas. (Answer the following
questions with full sentences.)

1. ¿Qué hora es?

   _____

2. ¿Quién trae la bandeja de alimentos para Juan?

   _____

3. ¿Qué le pone al chico la enfermera?

   _____

4. ¿Para qué la enfermera le pone a Juan la mesita?

   _____

5. ¿Qué tiene el paciente para comer?

   _____

6. ¿Qué tiene el muchacho para beber?

   _____

7. ¿Puede el enfermo comer de todo?

   _____

8. ¿Por qué Juan puede comer casi todo?

   _____

9. ¿Mastica bien los alimentos ese muchacho?

   _____

10. ¿Qué hace la enfermera antes de salir del cuarto?

   _____

Spanish for Nurses
Unit VI

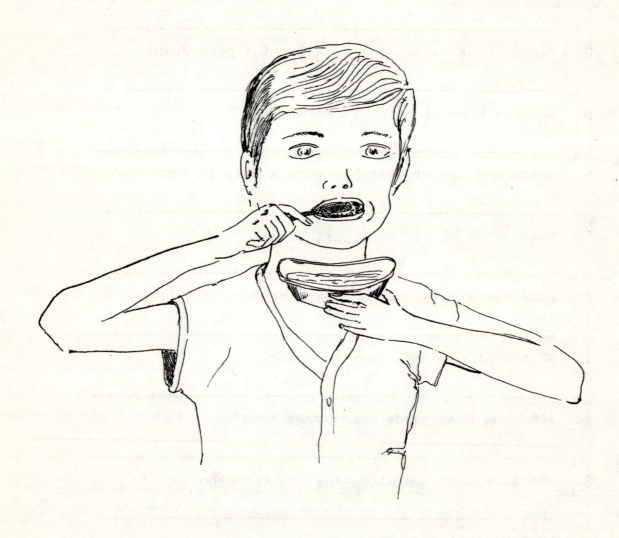

JUAN SE CEPILLA LOS DIENTES

Escena II - Scene II

Juan se limpia (se cepilla) los dientes

(Veinte minutos después de la escena anterior, la enfermera
regresa al cuarto de Juan. Este terminó de comer y está le-
yendo una revista.)

Enfermera: —Veo que terminaste de comer. Estoy contenta
porque te comiste todo.

Juan: —Sí, la comida estaba muy sabrosa.

Enfermera: ¿No vas a descansar un rato ahora?

Juan: —No, no tengo sueño. Quiero leer un poquito
más.

Enfermera: —¿Quieres   un periódico o una revista?

Juan: —No, gracias, mis amigos me trajeron el periódico de la escuela y todavía no lo leí.

Enfermera: —Pero antes te vas a limpiar los dientes.

(La enfermera pone en la mesita el cepillo de dientes, la
pasta dentífrica, un vaso de agua y la vasijilla para recoger el agua. Juan se cepilla los dientes.)

Enfermera: —Juan, ¿te limpias   los dientes tres veces al día?

Juan: —No, solamente dos veces, después del desayuno y
de la comida, porque almuerzo en la
escuela.

Enfermera: —Debes mover el cepillo de arriba a abajo y no
              horizontalmente.

(Juan termina de lavarse los dientes y le pregunta a la enfermera.)

Juan: —Señorita, ¿sabe usted cuándo me van a dar de
              alta?

Enfermera: —No lo sé. ¿Tan mal te tratamos en el hospital
              que ya quieres irte?

Juan: —No es eso, pero tengo ganas de estar en casa.
              Aquí solamente puedo ver a mis amigos durante
              las horas de visita.

Enfermera: —No te preocupes   Bien pronto vas a regresar
              a tu hogar. El doctor   tiene que de-
              cidir cuándo te darán de alta.

Juan: —Pero ya estoy muy bien.

Enfermera: —¡Qué extraño! No hace ni media hora me dijiste
              que a veces te dolía la pierna.

Juan: —Es verdad, pero en media hora me curé completamente.

Enfermera: —Bueno,   vamos a ver si el doctor tiene tu
              misma opinión.

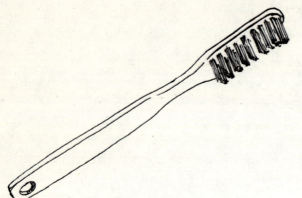

EL CEPILLO

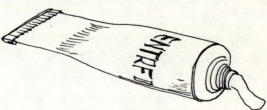

EL DENTÍFRICO

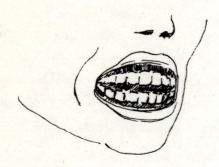

LOS DIENTES

LA REVISTA

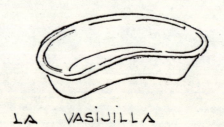

LA VASIJILLA

Basic Vocabulary

el cepillo - the brush

el dentífrico - the toothpaste

los dientes - the teeth

la escuela - the school

la revista - the magazine

la vasijilla - the small basin

Additional Vocabulary

abajo - below

ahora - now

anterior - previous

antes - before

arriba - above

bien - well

las caries - the cavities

completamente - completely

contento - happy

el dentista - the dentist

el desayuno - the breakfast

después - after

extraño - strange

el hogar - the home

horizontalmente - horizontally

mism-a - same

la muela - the molar

la opinión - the opinion

la pasta - the paste

la pregunta - the question

el rato - the time (short while)

sabrosa - tasty

solamente - only

el sueño - the sleep

tan (tanto) - so

tres - three

veces - times

veinte - twenty

Expressions

dar de alta - release

horas de visita - visiting time

media hora - half an hour

¡Qué extraño! - How strange!

Spanish for Nurses
Unit VI

V E R B S

curar - to cure

frotar - to rub on

descansar - to rest

lavar - to wash

lavar(se) - to wash oneself

limpiar - to clean up

limpiar(se) - to clean oneself

terminar - to end

leer (irreg.) - to read

querer (irreg.) - to love

recoger (irreg.) - to pick up

saber (irreg.) - to know

Lectura II - Dictado II

La enfermera regresa al cuarto de Juan. La enfermera está
contenta porque el chico comió todo lo que le trajeron. La
enfermera pone en la mesita, que está cerca de la cama, el
cepillo de dientes, la pasta dentífrica, un vaso de agua
y una vasija. Juan se limpia los dientes. El paciente le
pregunta a la enfermera cuándo le van a dar de alta, pero
la enfermera no sabe. Juan quiere salir pronto del hospital.

Preguntas: Escena II

Conteste las siguientes preguntas. (Answer the following questions.)

1.   ¿Adónde regresa la enfermera?

_____

2.   ¿Por qué está contenta la enfermera?

_____

3.   ¿Qué pone la enfermera en la mesita?

_____

4.   ¿Dónde está la mesita?

_____

5.   ¿Qué hace Juan?

_____

6.   ¿Quién es el paciente?

_____

7.   ¿Qué le pregunta Juan a ella?

_____

8.   ¿Sabe la enfermera cuándo van a dar de alta al paciente?

_____

9.   ¿Qué es lo que quiere Juan?

_____

10. ¿De dónde quiere salir pronto el muchacho?

_____

UNIT VII

Escena I - Scene I

En la cafetería del hospital

(El hospital tiene dos cafeterías. Una está en
la planta baja y es un salón muy grande. La otra
es pequeña y está en el cuarto piso. Esta cafetería es sólo
para las enfermeras y los médicos. Son las doce del día y
es la hora del almuerzo. En una mesa hablan varias enfermeras, entre ellas Laura Sánchez y Berta Rodríguez.)

Enfermera Sánchez: —Hoy tengo mucho apetito. Trabajé demasiado
esta mañana y no desayuné en casa.

Enfermera Rodríguez: —Yo no me siento bien del estómago. Hay
un paciente en la sala dos que está muy
grave y estamos haciendo todo lo posible
para aliviarlo. No he descansado nada.

Enfermera Sánchez: —Hay días que me acuesto tarde y por la
mañana me siento muy cansada. Ayer
llegué tarde a casa y no pude dormir
bien.

Enfermera Rodríguez: —¿Cómo se levantó hoy el muchacho de la
pierna partida?

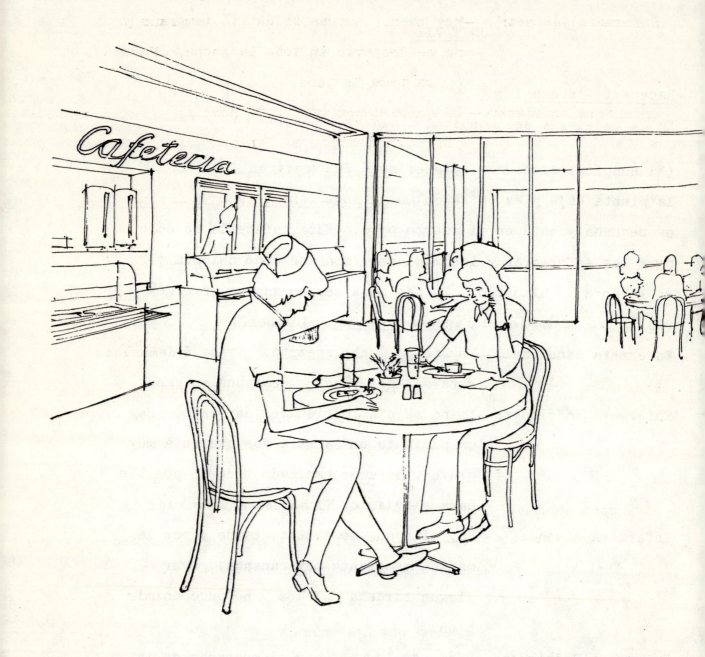

Las enfermeras almuerzan en la cafetería

Enfermera Sánchez: —Muy bien. Anoche se durmió temprano y

no se despertó en toda la noche. Mañana

va para la casa.

Enfermera Rodríguez: —Yo nunca tengo pacientes jóvenes y sim-

páticos. Siempre me dan los casos más

graves. Tengo un pobre anciano con pulmo-

nía que está sufriendo mucho y no reacciona

a los antibióticos.

Enfermera Sánchez: —Yo tengo algunos casos (que son) graves

también, pero Juan es un caso especial.

Es muy simpático y   cree que yo soy

su mamá.

Enfermera Rodríguez: —Sí, ya lo veo. Se pasa el día entero

dándote órdenes: tráeme las píldoras,

súbeme la cabecera de la cama, quítame

la almohada, búscame un vaso de jugo.

Enfermera Sánchez: —Efectivamente, así es. Pero yo también

le doy órdenes. Me paso el día diciéndo-

le: duerme un poquito, cómete toda la

cómida, no muevas la pierna, no leas

mucho por la noche.

Enfermera Rodríguez: —El único problema es que tú eres muy

joven para ser su mamá.

Enfermera Sánchez: —Claro que sí. Pero todos los muchachos

de esa edad creen que las enfermeras deben

ser como la mamá. Y a mí me gusta compla-

cerlos.

Basic Vocabulary

la planta baja - the main floor

el salón - the room

el cuarto piso - the fourth floor

el apetito - the appetite

simpático - nice, pleasant

un anciano - an old man

una pulmonía - pneumonia

el antibiótico - the antibiotic

especial - special

entero - whole, entire

único - unique, only

V E R B S

cenar - to dine

desayunar(se) - to have breakfast

levantar(se) - to get up

merendar - to have a snack

despertar(se) (irreg.) - to wake up

reaccionar - to react

complacer (irreg.) - to please

dormir(se) - to fall asleep

ir(se) - to go away

sufrir - to suffer

Ejercicios de sustitución

Hoy tengo mucho apetito.

_____ dolor de cabeza.

_____ ganas de ir a la biblioteca.

Yo trabajé mucho ayer.

Nosotros _____ mucho ayer.

La enfermera _____ mucho ayer.

Los médicos _____ mucho ayer.

Se pasa el día entero tomando medicinas.

_____ descansando en el hospital.

_____ trabajando en el salón de rayos X.

_____ practicando en la sala de operaciones.

Duérmete temprano.

Acuéstese Ud. _____.

Lávense Uds. los dientes _____.

Péinate tú _____.

Levántate _____.

No te <u>duermas tarde</u>.

_____ laves los dientes tarde.

_____ peines _____.

_____ levantes _____.

Spanish for Nurses
Unit VII

GRAMÁTICA (GRAMMAR)

Reflexive verbs (Verbos reflexivos)

When the action of the transitive verb reflects back to the
subject either directly or indirectly, that verb is called
<u>reflexive</u>.

Directly: Juan <u>se levanta</u> temprano. (John gets up early.)

Indirectly: Juan <u>se compra</u> unas muletas. (John buys some crutches
                                                for himself.)

          Ana <u>se cepilla</u> los dientes. (Ann brushes her teeth.)

Notice that when a reflexive verb is conjugated, the reflexive
pronoun is usually placed in front of the verb.

Reflexive pronouns

me (to myself)

te (to yourself)

se (to himself, herself,
    yourself (Ud.))

nos (to ourselves)

se (to themselves
    yourselves (Uds.))

In a sentence, reflexive pronouns must act as direct or
indirect object pronouns of transitive verbs.

Examples:

Luis <u>se</u> acostó tarde. (direct object)

Luis <u>se</u> quitó la ropa. (indirect object)

However some <u>intransitive</u> verbs may be conjugated or not with the same pronouns without a reflexive meaning.

Luis <u>se</u> irá al cine mañana.

Su padre <u>se</u> murió hace años.

Some of these intransitive verbs <u>always</u> require the pronouns.

Luis se queja de dolor en los brazos.

No me arrepiento de hacer esto.

Types and uses of reflexive construction

A) Many non-reflexive verbs are used in Spanish with the reflexive pronouns.

Juan <u>se queja</u> del dolor en la pierna. (John complains of the pain in his leg.)

La madre no <u>se arrepintió</u> de su error. (The mother did not regret her mistake.)

B) Several intransitive verbs (verbs that cannot take a direct object) used with a reflexive pronoun, indicate interest or concern by the subject in the action or state.

La enfermera <u>se va</u> en seguida. (The nurse is going away immediately.)

El paciente <u>se marchará</u> mañana. (The patient will leave tomorrow.)

C) When used in the reflexive construction some Spanish verbs take another connotation.

To someone else	To oneself
sentar (to sit)	sentarse (to sit down)
acostar (to lie down)	acostarse (to go to bed)
poner (to put)	ponerse (to put on, become)
hacer (to do, make)	hacerse (to become)

D) When used in the third person, singular or plural, the reflexive construction may serve as an equivalent of the passive construction. Then, the subject is a thing (not a person) and the agent is usually omitted.

Aquí se hacen radiografías. (X rays are taken here.)

Se habla español en el hospital. (Spanish is spoken at the hospital.)

E) Also the pronominal se with the third person singular of the verb, regularly expresses an impersonal subject. The verb and the sentence are neither passive nor reflexive, but impersonal.

Se come bien en el hospital. (People eat well at the hospital.)

Se trabaja mucho aquí. (One works much here.)

Most common reflexive verbs in Spanish:

lavarse - to wash oneself	afeitarse - to shave
bañarse - to bathe	vestirse - to dress up
llamarse - to be called	desayunarse - to have breakfast
acostarse - to lie down	sentarse - to sit down
levantarse - to get up	pararse - to stand up, to stop.
ponerse - to put on	peinarse - to comb oneself
quitarse - to take off	cansarse - to get tired

Spanish for Nurses
Unit VII

Verb conjugation pattern:

LAVARSE

	Presente	Pretérito	Futuro
yo	me lavo	me lavé	me lavaré
tú	te lavas	te lavaste	te lavarás
Ud., él, ella	se lava	se lavó	se lavará
nosotros-as	nos lavamos	nos lavamos	nos lavaremos
Uds., ellos-as	se lavan	se lavaron	se lavarán

Important

Keep in mind that reflexive verbs in most of the tenses, when conjugated, should have the proper reflexive pronoun placed before the verb form and matching the subject pronoun expressed or implied.

Imperative (Imperativo)

De mandato (order)	De prohibición (negative)
Lávate tú	no te laves tú
Lávese (Ud., él, ella)	no se lave (Ud., él, ella)
Lavémonos nosotros	no nos lavemos nosotros
Lávense (Uds., ellos, ellas)	no se laven (Uds., ellos, ellas)

Lectura I - Dictado I

Hay dos cafeterías en el hospital. Una cafetería es grande
y está en la planta baja. Ésa es para todo el público que
visita el hospital. En el cuarto piso hay una cafetería
pequeña. Ésta es sólo para los médicos y las enfermeras.
A las doce del día hay varias enfermeras almorzando en la
cafetería. En una mesa están las enfermeras Berta Rodríguez
y Laura Sánchez.   Ambas están conversando
sobre los pacientes. Laura Sánchez tiene mucho apetito porque
no desayunó en su casa. La otra enfermera no se siente
bien del estómago. Ella tiene en la sala un caso muy
grave y trabajó mucho toda la mañana. La enfermera Laura
Sánchez dice que Juan es un paciente muy simpático, que
cree que ella es su madre y siempre le está pidiendo cosas.

Preguntas: Lectura I

Answer in Spanish using full sentences:

1. ¿Cuántas cafeterías hay en el hospital?

   _____

2. ¿Cómo es la cafetería de la planta baja?

   _____

3. ¿Dónde está la cafetería pequeña?

   _____

4. ¿Para quiénes es la cafetería pequeña?

   _____

5. ¿Quiénes están almorzando a las doce del día?

   _____

6. ¿De qué conversan ambas enfermeras?

   _____

Spanish for Nurses
Unit VII

7. ¿ Por qué tiene mucho apetito la enfermera Sánchez?

_____

8. ¿ Cómo se siente la enfermera Rodríguez?

_____

9. ¿ Qué hizo la enfermera Berta Rodríguez toda la mañana?

_____

10. ¿ Qué dice de Juan la enfermera Laura Sánchez?

_____

Preguntas Generales

Answer in Spanish using full sentences:

1. ¿A qué hora se levanta usted?

_____

2. ¿Se acuesta usted temprano?

_____

3. ¿A qué hora se desayunó usted hoy?

_____

4. ¿Se cepilla   usted los dientes por la mañana o por la
noche?

_____

5. ¿Se baña usted todos los días?

_____

6. ¿Se acuestan sus padres muy tarde?

_____

7. ¿Se peina usted por la mañana o por la noche?

_____

8. ¿A qué hora se despertó usted ayer?

_____

Spanish for Nurses
Unit VII

GRAMÁTICA (GRAMMAR)

Commands (El Modo Imperativo)

In Spanish there are formal (polite) commands when the
subject used is <u>usted</u> or <u>ustedes</u>, and familiar commands
when the subject used is <u>tú</u>. The subject <u>vosotros-as</u> is
not used in this text. (Although it is very frequently used
in Spain.)

Formal commands

Affirmative or negative formal commands are regularly
expressed in Spanish using forms taken from the <u>present
subjunctive</u>. The subject pronouns <u>usted/ustedes</u> are
usually expressed and placed <u>after</u> the verb.

To form the polite or formal commands take the stem of the
<u>first person singular of the present indicative</u> and

1) For verbs ending in <u>ar</u> add <u>e</u> to the stem for the singular
   command and <u>en</u> for the plural command.

Present Indicative	Polite Singular Command	Polite Plural Command
Yo pas/o Ud. pasa	Pas<u>e</u> usted	Pas<u>en</u> ustedes
Yo llam/o Ud. llama	Llam<u>e</u> usted	Llam<u>en</u> ustedes

2) For verbs ending in _er_ and _ir_ add _a_ to the stem for the
   singular command and _an_ for the plural.

Present Indicative	Polite Singular Command	Polite Plural Command
Yo com/o	Coma usted	Coman ustedes
Yo duerm/o	Duerma usted	Duerman ustedes

Notice that stem changing verbs as _dormir_ and any others
follow the same rule.

3) The following four irregular verbs do not follow the general
   rule previously given to form the formal (polite) commands:

Verb	Singular	Plural
ser	sea usted bueno	sean ustedes buenos
estar	esté usted en casa temprano	estén ustedes en casa temprano
ir	vaya usted con ella	vayan ustedes con ella
dar	dé usted el libro a Luis	den ustedes el libro a Luis

Familiar commands

Familiar singular commands (imperativo de mandato familiar) are
expressed with the subject _tú_, which follows the verb.
The affirmative familiar singular command for a regular verb
has the equal form of the third person singular of the present
indicative of the verb, followed by the subject _tú_. It is
possible to omit the pronoun _tú_ after the verb, except for

emphasis.   On the other hand, negative familiar commands
will not coincide with the present indicative but will retain
the equal form for the singular formal command, adding an s.

Affirmative familiar command (Imperativo de mandato-orden)	Negative familiar command (Imperativo de prohibición)
Toma la píldora. (tú)	No tomes la píldora.
Duerme temprano. (tú)	No duermas temprano.
Come pronto. (tú)	No comas pronto.

When reflexive verbs are used for familiar singular commands,
the familiar reflexive pronoun te must be attached to the
verb and an accent mark is placed on the stressed syllable:

Duérmete temprano.

Levántate pronto.

Acuéstate tarde.

When the command is negative, the reflexive pronoun is placed
before the verb.

No te levantes pronto.

No te duermas.

No te acuestes tarde.

There are several important verbs with irregular familiar
singular commands. These verbs are:

decir - di (tú)   ir - ve (tú)   venir - ven (tú) tener - ten (tú)

hacer - haz (tú) poner - pon (tú) salir - sal (tú) ser - sé (tú)

UNIT VIII

Escena I - Scene I

Juan va a la sala de fisioterapia
(La enfermera entra en el cuarto de Juan)

Enfermera: —Juan, ¿ya estás listo para ir a la sesión de
fisioterapia?

Juan: —Sí, señorita.

Enfermera: —Voy a ponerte la bata primero. Luego te sientas
en la silla de ruedas. Ten mucho cuidado. Te ayu-
daré. Toma las muletas.

Juan: —¿ Voy a usarlas en la sesión de fisioterapia?

Enfermera:—Desde luego. Las vas a usar muy frecuentemente
a partir de ahora.

(La enfermera empuja la silla de ruedas y saca a Juan al
pasillo. Se dirigen al ascensor de los pacientes. Lo toman
y salen del mismo en el sótano del hospital.)

Juan: — No sabía que el departamento de fisioterapia estaba en el sótano. ¿ Es muy grande?

Enfermera:— Ya lo verás. Esa es la puerta de entrada.

(La enfermera está abriéndola cuando oye que un amigo del
departamento de laboratorio la llama. Después de hablar
unos segundos con el técnico de laboratorio, la enfermera
entra en el departamento de fisioterapia y se dirige a la oficina de recepción, donde está una enfermera de ese departamento.)

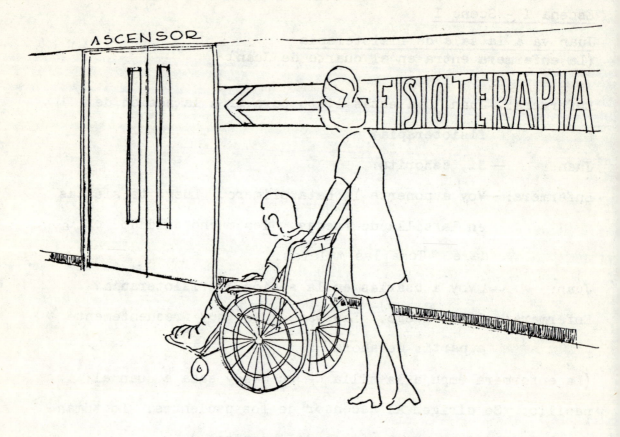

JUAN VA PARA LA SALA DE FISIOTERAPIA

(La enfermera lleva a Juan en la silla de ruedas)

Enfermera:—Margarita, aquí tienes al paciente Juan González
y su hoja clínica. Avísame cuando Juan termine
su sesión.

(La enfermera le entrega la hoja clínica a Margarita, le
dice hasta luego a Juan y se marcha.)

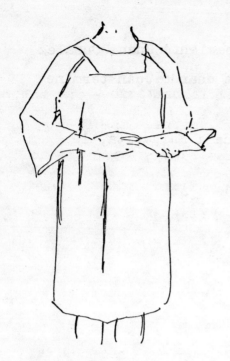

LA BATA

LA HOJA CLÍNICA

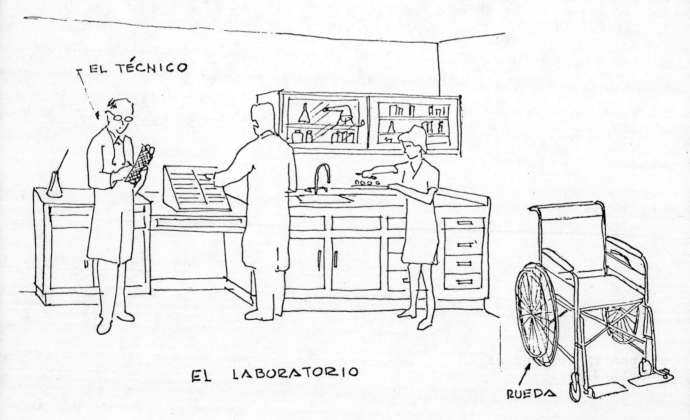

EL TÉCNICO

EL LABORATORIO

RUEDA

SILLA DE RUED

Basic Vocabulary

el amigo - the friend

una bata -   a robe

el ascensor - the elevator

la entranda - the entrance

la hoja clínica - the clinical
                  chart

el laboratorio - the laboratory

la puerta - the door

las ruedas - the wheels

el sótano - the basement

el técnico - the technician

Additional Vocabulary

después - later, after

frecuentemente - frequently

la hoja - the chart

listo - ready

luego - later

recepción - reception

segundo - second

Spanish for Nurses
Unit VIII

V E R B S

empujar - to push

entregar - to deliver

sacar - to take out

coger - to take

abrir - to open

dirigir(se) - to direct, to address oneself to

oír (irreg.) - to hear

TENER ENFERMEDADES

1. tener faringitis - to have pharyngitis

2. tener laringitis - to have laryngitis

3. tener hepatitis - to have hepatitis

4. tener cirrosis hepática - to have cirrhosis of the liver

5. tener otitis - to have otitis

6. tener dermatitis - to have dermatitis

7. tener conjuntivitis - to have conjunctivitis

8. tener leucemia - to have leukemia

9. tener cáncer - to have cancer

10. tener diabetes - to have diabetes

11. tener gangrena - to have gangrene

12. tener artritis - to have arthritis

13. tener sífilis - to have syphilis

14. tener pulmonía - to have pneumonia

15. tener encefalitis - to have encephalitis

Spanish for Nurses
Unit VIII

PARTES DEL CUERPO HUMANO

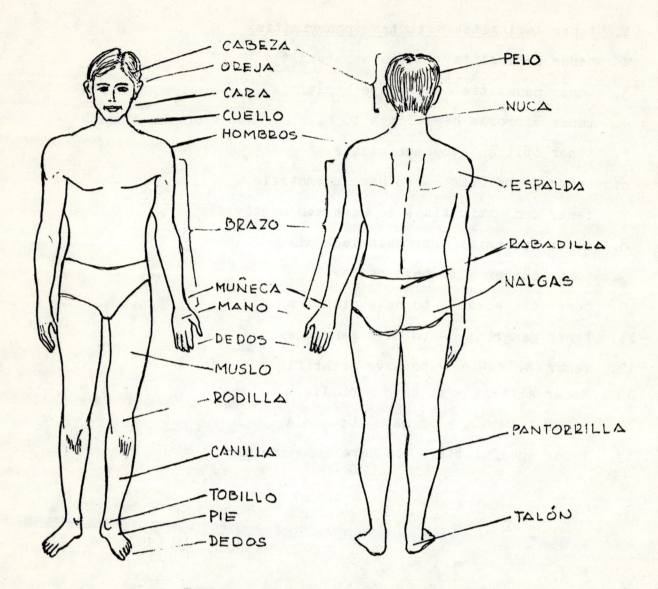

CABEZA
OREJA
CARA
CUELLO
HOMBROS

PELO
NUCA

ESPALDA

BRAZO

RABADILLA

NALGAS

MUÑECA
MANO
DEDOS
MUSLO
RODILLA

PANTORRILLA

CANILLA

TOBILLO
PIE
DEDOS

TALÓN

PARTS OF THE HUMAN BODY

GRAMÁTICA (GRAMMAR)

Object pronouns (Las variantes pronominales)

I. <u>Yo</u>, <u>tú</u> and <u>nosotros</u> (Personal pronouns)

yo - me

tú - te

nosotros - nos

The object pronouns of <u>yo</u> (me), <u>tú</u> (te) and <u>nosotros</u>

(nos) are identical when used as direct objects

or indirect objects.

El técnico de laboratorio <u>me</u> habla frecuentemente.
                                   i.o.

La enfermera <u>me</u> ve todos los días.
                   d.o.

Antonio <u>te</u> quiere más que su hermano.
              d.o.

El médico <u>te</u> examinó la pierna ayer por la mañana.
             i.o.

II. <u>Él</u>, <u>ella</u>, <u>usted</u>; <u>ellos</u>, <u>ellas</u> and <u>ustedes</u> (Personal pronouns)

A) Direct object pronouns

usted (you) { le / la / lo   ustedes (you) - los

él (him) - le/lo   it - lo/la   ellos (them) - los

ella (her) - la   ellas (them) - las

Spanish for Nurses
Unit VIII

B) Indirect object pronouns

a usted	- to you\	a ustedes	-	to you\
a él	- to him - le	a ellos	-	to them - les
a ella	- to her/	a ellas	-	to them/

Pedro <u>le</u> escribe una carta. (Pedro writes a letter (to
    <u>i</u>.o.   him, to her, to you (polite))

Pedro <u>le</u> ve a menudo. (Pedro sees (you, him) often.)
    <u>d</u>.o.

      and also

Pedro <u>lo</u> ve a menudo. (you (polite masculine) or him)
    <u>d</u>.o.

Pedro <u>la</u> ve a menudo. (Pedro sees her very often.)
    <u>d</u>.o.

<u>Position of the Object Pronouns</u>

I. <u>General Rule</u>

Object pronouns are normally placed before the conjugated verb.

El chico <u>me</u> saluda.

El médico <u>nos</u> habla.

Tu tía <u>te</u> invitó.

El chico no <u>me</u> saluda.

El médico no <u>nos</u> habla.

Tu tía no <u>te</u> invitó.

II. Variations on the General Rule

A) When having a conjugated verb followed by an
infinitive, you may apply the general rule or
attach the object pronoun to the infinitive.

La enfermera me quiere ayudar.

La enfermera quiere ayudarme.

El médico te desea operar.

El médico desea operarte.

B) Estar and verbs of continuity followed by the
gerund. You may apply the general rule or attach
the object pronoun to the gerund.

La enfermera le está dando la pastilla ahora.

La enfermera está dándole la pastilla ahora.

El médico lo sigue reconociendo frecuentemente.

El médico sigue reconociéndolo frecuentemente.

III.   <u>Exception: Object pronouns with commands</u>

Object pronouns are attached to the verb in affirmative

commands.   But be sure to follow the <u>general rule</u> when

using negative commands.

<u>Tómate</u> la pastilla. (tú)

<u>Cómete</u> toda la comida. (tú)

<u>Súbame</u> la cabecera, por favor. (Ud.)

<u>Déme</u> la medicina, doctor. (Ud.)

No <u>leas</u> por la noche. (tú)

No <u>me</u> pongas la inyección. (tú)

No <u>se</u> levante usted de la cama.

I. Ejercicios de sustitución:

El técnico del laboratorio me habla frecuentemente.

_____ te _____

_____ nos _____

La enfermera me ve todos los días.

_____ te _____

_____ nos _____

Antonio me aprecia más que a su hermano.

_____ te _____

_____nos _____

Josefa me visitó en el hospital.

_____ te _____

_____ nos _____

II. Change all the sentences in Exercise I to the Negative.

Spanish for Nurses
Unit VIII

III. Rewrite the following sentences placing the given
object pronouns in the proper place. If there are two
possibilities, give both.

1. [le] El médico enyesó la pierna.

   _____

2. [le] El médico quiere enyesar la pierna.

   _____

3. [le] El médico está enyesando la pierna ahora.

   _____

4. [me] Da las muletas.   (tú)

   _____

5. [me] No dé las muletas ahora.   (Ud.)

   _____

6. [le] Su amiga visita en el hospital.

   _____

7. [le] Su amiga espera visitar en el hospital.

   _____

8. [le] Su amiga está visitando en el hospital hoy.

   _____

9. [la] Pedro desea ver (a la enfermera.)

   _____

10. [la] Pedro está viendo (a la enfermera.)

   _____

Spanish for Nurses
Unit VIII

Lectura I - Dictado I

La enfermera entra en el cuarto de Juan. Le dice que va
a ponerle la bata y que después él deberá sentarse en la
silla de ruedas. También le pide que coja las muletas
porque va a usarlas muy frecuentemente. Ambos van al departamento de fisioterapia y toman el ascensor de los pacientes hasta el sótano. Cuando van a entrar en aquel
departamento, un técnico de laboratorio llama a la enfermera y habla unos segundos con ella. En el salón de
fisioterapia los recibe otra enfermera, llamada Margarita.
La enfermera del piso de Ortopedia le entrega a Margarita
la hoja clínica de Juan. Margarita pide que le avise
cuando Juan termine la sesión. Después de despedirse de
Juan, la enfermera se marcha.

Preguntas: Lectura I

Answer the following questions in Spanish using full sentences:

1. ¿Dónde entra la enfermera?

_____

2. ¿Que es lo primero que va a ponerle a Juan la enfermera?

_____

3. ¿Dónde quiere la enfermera que Juan se siente?

_____

4. ¿Con qué se va a ayudar Juan?

_____

5. ¿Adónde va a ir Juan?

_____

6. ¿Qué va a usar Juan a partir de ahora muy frecuentemente?

_____

7. ¿Qué ascensor usan?

_____

Spanish for Nurses
Unit VIII

8. ¿Dónde está el departamento de fisioterapia?

_____

9. ¿Quién llamó a la enfermera y habló unos segundos con ella?

_____

10. ¿Quién los recibe en el departamento de fisioterapia?

_____

11. ¿Cómo se llama la enfermera del departamento de fisiote-
    rapia?

_____

12. ¿Qué le entrega la enfermera del piso de ortopedia a
    Margarita?

_____

13. ¿Cuándo quiere que le avisen?

_____

14. ¿Qué hace la enfermera después de entregarle la hoja
    clínica a Margarita?

_____

Escena II - Scene II

Los ejercicios de fisioterapia

(Margarita coloca a Juan en una fila donde hay otros pacientes
en sillas de ruedas esperando(por) su turno. Hay una señora
de edad y otro anciano esperando.)

Margarita: —Espera aquí. El técnico va a atenderte en seguida. Está terminando con el otro paciente.

Anciana: (A Juan) —¿Es la primera vez que usted viene,
joven?

Juan: —Sí, señora. ¿Y usted?

Anciana: —Vengo desde hace cuatro o cinco semanas, no me
acuerdo bien. Aunque Pablo es muy cortés y tiene
mucha paciencia, no adelanta mucho conmigo.

Juan: —¿Quién es Pablo?

Anciano: —Es el fisioterapista preferido de Esther. Es
aquél que está allí. A mí me gusta más Matilde.
Es muy complaciente y no exige tanto como Pablo.

(Después de un rato, Pablo se acerca a Juan y lo lleva hasta
unas barras paralelas que están al otro lado del salón.)

Pablo: — Ahora mi asistente te va a llevar a las barras
paralelas. Se quedará cerca de ti para poder
sujetarte.

(Pablo se para en medio de las barras y le dice a Juan que
se levante y que se agarre de las barras. El asistente
ayuda a Juan.)

Pablo: —Ven, Juan. Camina apoyándote en las barras.
              Mueve la pierna derecha...así...bien...ahora
              la izquierda...bien...de nuevo la derecha...
              Trata de llegar hasta donde yo estoy.

(El ejercicio se repite dos veces.)

Pablo: —Juan, ahora descansa un poco. Dentro de un
              momento te enseñaré a caminar con las muletas
              y a subir las escaleras con ellas.

(Juan respira agradecido y se sienta en la silla de ruedas.
Está cubierto de sudor por el esfuerzo realizado.)

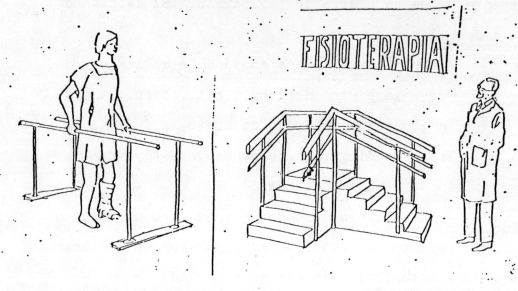

BARRAS PARALELAS PARA EJERCICIOS -   LA ESCALERA PARA EJERCICIOS

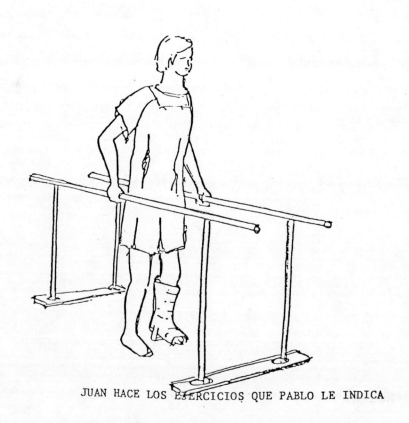

JUAN HACE LOS EJERCICIOS QUE PABLO LE INDICA

Basic Vocabulary

las barras - the bars

las paralelas - the parallels

las escaleras - the stairs

una señora de edad - an old lady

el fisioterapista - the physiotherapist

Additional Vocabulary

agradecido - grateful

el esfuerzo - the effort

asistente)- assistant
ayudante)

la fila - the line

complaciente - pleasing

medio - half

cortés - courteous

paciencia - patience

el sudor - the sweat

V E R B S

ayudar - to help

respirar - to breathe

acordar(se) - to remember

sujetar - to hold

adelantar - to advance

atender (irreg.) - to take care of

agarrar - to grab

exigir - to demand

enseñar - to teach

repetir (irreg.) - to repeat

realizar - to realize

sostener (irreg.) - to hold,
                              sustain

descansar - to rest

Lectura II - Dictado II

Margarita coloca a Juan en una fila donde hay otros pacientes
en sillas de ruedas esperando su turno. Estos pacientes
son dos: una señora de edad y un anciano. La señora prefiere como fisioterapista a Pablo, pero el anciano prefiere a
Matilde. Al poco tiempo, Pablo lleva a Juan hasta unas
barras paralelas que están al otro lado del salón. El
asistente de Pablo ayuda a Juan. Entonces, Pablo le pide
a Juan que se pare y se agarre de las barras. El asistente sostiene a Juan. Juan tiene que caminar hacia Pablo
sosteniéndose en las barras. Juan está muy cansado después
de terminar el primer ejercicio.

Preguntas: Lectura II

Answer the following questions in Spanish using full sentences:

1. ¿En dónde coloca Margarita a Juan?

_____

2. ¿Qué están esperando los otros pacientes de la fila?

_____

3. ¿Cuántas semanas de tratamiento lleva la señora de edad?

_____

4. ¿A cuál fisioterapista prefiere la señora?

_____

5. ¿A quién prefiere el anciano?

_____

6. ¿Adónde lleva Pablo a Juan?

_____

Spanish for Nurses
Unit VIII

7.   ¿Qué le hace el asistente de Juan a Pablo?

_____

8.   ¿Qué le pide Pablo a Juan?

_____

9.   ¿Quién sostiene a Juan por el cinturón?

_____

10.   ¿Qué tiene que hacer Juan?

_____

11.   ¿Cómo se sostiene Juan para caminar?

_____

12.   ¿ Cómo está Juan después de terminar el primer ejercicio?

_____

UNIT IX

Escena I - Scene I

Los ejercicios en el salón de fisioterapia

(Juan está en el salón de fisioterapia. Se siente cansado
por el ejercicio realizado, pero quiere aprender a manejar
las muletas rápidamente. Pablo se acerca de nuevo al muchacho.)

Pablo: —Ven, Juan. ¿Tienes miedo? Ahora vas a aprender
        a caminar con las muletas.

(Juan se apresura a contestar.)

Juan: —No, no tengo miedo. Quiero aprender a caminar
        con las muletas en seguida. Si aprendo hoy, podré
        irme del hospital esta tarde.

(Pablo se ríe y comienza el ejercicio. Después de cinco
minutos de práctica, durante los cuales Pablo corrige los
errores que comete Juan, lo lleva hasta una escalera pequeña
de tres escalones con una plataforma en lo alto y una baranda alrededor.)

Pablo: —Vamos a ver si aprendes a subir la escalera tan
        bien como aprendiste a caminar.

(Juan sonríe.)

Pablo: —Para subir, pon primero la pierna derecha, que es

la buena. Después apoyándote en ella y en la mu-

leta, sube la pierna izquierda.

(Juan sube la escalera siguiendo las instrucciones del fi-

sioterapista. El ejercicio se repite varias veces. Juan

sube y baja la escalera.)

Pablo: —Ahora siéntate en tu silla de ruedas. Voy a

llamar al Departamento de Ortopedia para que te

vengan a buscar.

Juan: —Muy bien. Yo esperaré aquí.

(No han pasado cinco minutos, cuando la enfermera llega y,

tomando la hoja clínica de Juan, conduce a éste en su silla

de ruedas de vuelta al piso de Ortopedia.)

Vocabulary

alrededor - around, alongside

la baranda - the railing

cuales - which ones

el escalón - the step

realizado - done

el miedo - the fear

la plataforma - the platform

la práctica - the practice

el salón - the room

ortopedia - orthopedics

Expressions

de nuevo - again

en lo alto - above

tan bien como - as well as

V E R B S

apoyar(se) - to lean, rest

apresurar(se) - to hurry, to hasten

bajar - to go down

buscar - to look for

comenzar - to begin, to start

cometer - to commit

manejar - to manage, to handle

pensar - to think

sostener - to sustain

conducir - to lead

corregir - to correct

reirse - to laugh

sonreír
sonreirse) - to smile

subir - to go up, to climb

GRAMÁTICA (GRAMMAR)

Change of vowels in irregular verbs

Stem changing verbs are of three classes. In the first class these are verbs ending in-AR and-ER, and in the second and third classes there are only verbs ending in -IR.

First class

Verbs ending in AR and ER and having vowels e or o in the stem change e into ie and o into ue in the three persons of the singular and the last person of the plural of the Present Indicative.

PERDER (to lose)		MOVER (to move)	
Yo	pierdo	Yo	muevo
Tú	pierdes	Tú	mueves
Él	pierde	Él	mueve
Ella	pierde	Ella	mueve
Usted	pierde	Usted	mueve
Nosotros	perdemos	Nosotros	movemos
Ellos	pierden	Ellos	mueven
Ellas	pierden	Ellas	mueven
Ustedes	pierden	Ustedes	mueven

Spanish for Nurses
Unit IX

Other verbs of the first class are:

PENSAR - to think   PERDER - to lose

CONTAR - to tell, to count QUERER - to want, to love

PODER - to be able   ATENDER - to pay attention

Second class

Verbs ending in IR and having e or o in the stem.

Change #1

These verbs change e into ie and o into ue in the three persons of the singular and the last person of the plural of the Present Indicative.

Present

SENTIR (to feel)		DORMIR (to sleep)	
Yo	siento	Yo	duermo
Tú	sientes	Tú	duermes
Él) Ella } Usted)	siente	Él) Ella } Usted)	duerme
Nosotros	sentimos	Nosotros	dormimos
Ellos) Ellas } Ustedes)	sienten	Ellos) Ellas } Ustedes)	duermen

Spanish for Nurses
Unit IX

Change #2

These verbs change e into i and o into u in the two third
persons (singular and plural) of the Preterit tense and
the Gerund.

Preterit

SENTIR (to feel)

Yo	sentí
Tú	sentiste
Él) Ella) Usted)	sintió
Nosotros	sentimos
Ellos) Ellas) Ustedes)	sintieron

DORMIR (to sleep)

Yo	dormí
Tú	dormiste
Él) Ella) Usted)	durmió
Nosotros	dormimos
Ellos) Ellas) Ustedes)	durmieron

Gerund

SENTIR (to feel)

sintiendo   (feeling)

DORMIR (to sleep)

durmiendo   (sleeping)

Other verbs of the second class are:

ADVERTIR - to notice   ARREPENTIR(SE) - to repent

CONSENTIR - to consent   DIVERTIR - to enjoy

PRESENTIR - to have a   MORIR(SE) - to die
            of, foreboding

Spanish for Nurses
Unit IX

Third class

These verbs change the stem vowel e into i in the same persons of the present and the preterit tense and the gerund like the verbs of the Second class.

PEDIR (to ask for)

Present			Preterit		
Yo	pido		Yo	pedí	
Tú	pides		Tú	pediste	
Él Ella } Usted)	pide		Él Ella } Usted)	pidió	
Nosotros	pedimos		Nosotros	pedimos	
Ellos Ellas } Ustedes)	piden		Ellos Ellas } Ustedes)	pidieron	

Gerund

pidiendo

Other verbs of the third class are:

DESPEDIR - to take leave of, to say good-by to	REÍR - to laugh
IMPEDIR - to prevent	SONREÍR - to smile
CORREGIR - to correct	REPETIR - to repeat
ELEGIR - to elect	SEGUIR - to follow
GEMIR - to moan	SERVIR - to serve
MEDIR - to measure	VESTIR(SE) - to get dressed

Spanish for Nurses
Unit IX

Stem consonant additions in irregular verbs

I. conocer

Present Indicative	Commands
Yo conozco	no conozcas (tú)
	no conozca (Ud.)
	conozca (Ud.)
	conozcan (Uds.)

(Same additions occur with: crecer, agradecer, parecer, etc.)

II. salir

Present Indicative	Commands
Yo salgo	no salgas (tú)
	no salga (Ud.)
	no salgan (Uds.)
	salga (Ud.)

(Same additions occur with: decir, valer, tener, venir, etc.)

Exercises:

I. Conjugate the following verbs in the first person singular and plural of the Present Indicative tense:

1. pensar _____ _____   4. arrepentirse _____ _____

2. perder _____ _____   5. divertir _____ _____

3. querer _____ _____   6. reír _____ _____

II. Conjugate the following verbs in the first person singular and third person plural of the Preterit tense:

1. servir _____ _____   4. advertir _____ _____

2. elegir _____ _____   5. medir _____ _____

3. consentir _____ _____   6. repetir _____ _____

III. Write the Gerund of the following verbs:

1. contar _____   4. morirse _____

2. querer _____   5. elegir _____

3. dormir _____   6. pedir _____

Use of two object pronouns

The position of two pronouns used as objects of the same
verb follow the rules already explained about the position
of object pronouns. Note these additional rules:

I. The indirect object pronoun always precedes the direct
    object pronoun.

    La enfermera me está leyendo una carta a mí.
                  ‾I‾   ‾‾‾D‾‾‾

    La enfermera me la está leyendo.
                  ‾I‾‾D‾

    La enfermera está leyéndomela.
                           ‾I‾D‾

II. The two object pronouns are never written separately.
     In the above example, me (INDIRECT OBJECT) and la
     (DIRECT OBJECT) may be written before the auxiliary
     verb ESTÁ or may be attached to the Gerund leyendo,
     but the two object pronouns are never written
     separately when attached to the Gerund or the Infinitive.

     La enfermera te va a leer la revista.
                   ‾I‾   ‾‾‾D‾‾‾

     La enfermera te la va a leer.
                   ‾I‾‾D‾

     La enfermera va a leértela.
                        ‾I‾D‾

Spanish for Nurses
Unit IX

III. When both object pronouns are in the third person, <u>se</u>
replaces the indirect <u>le</u> or <u>les</u>.

1. La enfermera escribe <u>una carta</u> a <u>Juan</u>.
                         D   I

   La enfermera (<u>le</u>) <u>la</u> escribe.
                I   D

   La enfermera <u>se</u> <u>la</u> escribe.
               I D

2. La enfermera está escribiendo <u>una carta</u> a <u>Juan</u>.
                                   D   I

   La enfermera <u>se</u> <u>la</u> está escribiendo.
               I D

   La enfermera está escribiéndo<u>se</u><u>la</u>.
                             I D

3. La enfermera quiere escribir una carta a Juan.

   La enfermera <u>se</u> <u>la</u> quiere escribir.
               I D

   La enfermera quiere escribír<u>se</u><u>la</u>.
                          I D

Exercises:

I. Sustituya el nombre o nombres subrayados por la corres-
    pondiente variante pronominal. (Replace the underlined
    noun or nouns with the proper object pronoun.)

    1. Me partí la pierna.

    2. León no se quería partir la pierna.

    3. Tiene que darme la póliza de seguros.

    4. Sara está dando a la empleada la información.

    5. La enfermera me va a quitar las medias.

    6. La enfermera me quitará los zapatos.

    7. La enfermera me está quitando el abrigo ahora.

    8. Luis, te van a hacer las radiografías.

    9. El médico hace las radiografías a Juan.

    10. El doctor no tiene que operar la pierna a Juan.

II. Escriba de nuevo las siguientes oraciones, colocando
     las variantes pronominales dadas en la posición correcta.
     (Rewrite the following sentences placing the given object
     pronouns in the proper position.)

     Model:

     (me) La enfermera la puso. (una inyección)

     La enfermera me la puso.

     1. (los) Ellos se quitaron (los zapatos).

     _____

2. (te) La enfermera está poniéndola (una inyección).

_____

3. (nos) La enfermera la va a poner (una inyección).

_____

4. (la) Juan, ponte (la inyección).

_____

5. (me) El médico las da (las pastillas).

_____

6. (me) El médico quiere darlas (las pastillas).

_____

7. (te) El médico continúa dándolas (las pastillas).

_____

8. (le) El doctor lo ordenó (el análisis de orina).

_____

9. (le) El doctor está ordenándolo (el análisis de orina).

_____

10. (le) El doctor lo piensa ordenar (el análisis de orina).

_____

Lectura I - Dictado I

Juan quiere aprender a manejar las muletas rápidamente.
Pablo enseña a Juan a caminar con las muletas. Su ayudante
sostiene a Juan. Juan no tiene miedo. Él cree que si
aprende en seguida se podrá ir del hospital esa misma tarde.
También, Pablo le enseña a Juan a subir y a bajar las escaleras con las muletas. Después de terminados los ejercicios,
Juan se sienta en la silla de ruedas. Pablo llama al
departamento de Ortopedia. Una enfermera llega y, tomando
la hoja clínica de Juan, le conduce al piso de Ortopedia.

Spanish for Nurses
Unit IX

Preguntas: Lectura I

Answer in Spanish using full sentences:

1. ¿Qué quiere **aprender Juan**?

_____

2. ¿Qué enseña Pablo a Juan?

_____

3. ¿Qué es lo que hace el ayudante de Pablo?

_____

4. ¿Tiene miedo Juan?

_____

5. ¿Qué piensa Juan?

_____

6. ¿Quién le enseña a Juan a subir y a **bajar las escaleras**
   con muletas?

_____

7. ¿Qué hace Juan después de terminados los ejercicios?

_____

8. ¿Por qué Pablo llama al Departamento de Ortopedia?

_____

9. ¿Quién toma la hoja clínica de Juan?

_____

10. ¿A dónde conduce la enfermera a Juan?

_____

Escena II - Scene II

La estudiante de enfermería y Ana

(Teresa es una estudiante de enfermera. Ella está hoy a
cargo del cuarto de Juan bajo la supervisión de su profesora. Teresa se pone muy contenta al saber que Juan y su familia hablan español. La estudiante le trae a Ana un cuaderno de notas con expresiones en inglés. Ana se las va
a traducir al español.)

Teresa: —Ana, por favor. ¿Cómo se dice eso?

Ana: (Traduciendo) ¿Tiene usted todavía el dolor?

Teresa: —Gracias. ¿Y esto? (mostrándole una serie de pregun-
         tas.)

Ana: (Traduciendo) —La pregunta número uno significa:

         ¿Vomitó usted? La dos: ¿Dio usted de cuerpo?

          También se puede traducir: ¿Movió usted el

         vientre?

Teresa: (Escribiendo y repitiendo)—¿Movió usted el

         vientre?

Ana: (Continuando la traducción) —La tres: ¿Orina usted

         frecuentemente? Y la cuatro: ¿De qué color es su

         orina?

Teresa: (Tratando de escribir las traducciones.)

         — Por favor, Ana, un poco más despacio.

Spanish for Nurses
Unit IX

Ana: —¿Quieres que te escriba las traducciones? Te las

         haría más rápidamente.

Teresa: —Te lo agradezco mucho. (Teresa le da el lápiz a

         Ana y el cuaderno de notas.)

Ana: (Coge el cuaderno de notas y sigue traduciéndoselas

         a Teresa.) —La cinco: ¿Tose usted mucho? La seis:

         Cuando usted escupe, ¿qué color tiene? La siete:

         ¿Se siente usted débil? Y la ocho: ¿Se siente usted

         desfallecido?

Teresa: —Tú no sabes lo que te agradezco esto. No puedes

         comprender lo feliz que me sentiré cuando pueda

         comunicarme con un enfermo que sólo hable español.

Ana: —Te felicito, Teresa. Tu afán de hablar español

         demuestra que quieres ayudar al enfermo y aliviar

         su dolor. A veces, una palabra de aliento, cuando

         se entiende, vale más que todas las medicinas y

         todos los tratamientos médicos del mundo.

Teresa:— No lo creo, pero es cierto que unas palabras de

         afecto confortan mucho.

Vocabulary

un afán - an interest

el afecto - the affection

el aliento - the encouragement

el cuaderno - the copybook,
                    notebook

débil - weak

desfallecido - weak, exhausted

despacio - slow

la expresión - the expression

el inglés - the English

las notas - the notes

una palabra - a word

la profesora - the professor,
                    teacher

solo - alone

sólo - only

la supervisión - the supervision

la traducción - the translation

Expressions

a cargo de - in charge of

es cierto que - it is certain that

dar de cuerpo ⎫
               ⎬ to move one's bowels, to defecate
mover el vientre⎭

VERBS

comunicar(se) - to communicate

demostrar (irreg.) - to show

vomitar - to vomit

agradecer (irreg.) - to be thankful

comprender - to understand (comprehend a concept)

entender (irreg.) - to understand

toser - to cough

escupir - to spit

traducir (irreg.) - to translate

orinar - to urinate

Lectura II - Dictado II

Teresa es una estudiante de enfermera. Ella está hoy a
cargo del cuarto de Juan bajo la supervisión de su profesora. Teresa se pone muy contenta al saber que Juan y
su familia hablan español. Teresa le trae a Ana un cuaderno de notas, con expresiones y preguntas en inglés, y ésta
comienza a traducírselas. Como Teresa no escribe muy rápidamente en español, Ana toma el lápiz y continúa escribiendo las traducciones. Teresa se lo agradece mucho.
Ana comprende que Teresa tiene afán de aprender español
por sus deseos de ayudar a los pacientes que hablan solamente ese idioma.

Preguntas: Lectura II

Answer in Spanish using full sentences:

1. ¿De qué es estudiante Teresa?

_____

2. ¿Quién supervisa a Teresa?

_____

3. ¿Por qué Teresa se pone contenta?

_____

4. ¿Quién va a ayudar a Teresa?

_____

5. ¿Qué le trae Teresa a Ana?

_____

6. ¿Quién está traduciéndoselo a Teresa?

_____

Spanish for Nurses
Unit IX

7. ¿Qué continúa escribiendo Ana?

    _____

8. ¿Por qué Ana toma el lápiz?

    _____

9. ¿Quién agradece mucho y por qué?

    _____

10. ¿Quién felicita a quién y por qué?

    _____

UNIT X

Escena I - Scene I
Después de la sesión de fisioterapia

(En el cuarto están María y Ana. Esperan a Juan, que regre-
sará pronto de la sesión de fisioterapia.)

Ana: —Mamá, Juan se tarda mucho. Hace más de una
            hora que salió para la sesión de fisioterapia y no
            ha regresado todavía.

María: —Sí, hija. Pero a veces hay que esperar a que
            atiendan a otros pacientes. Además, tienen
            que enseñarle varios ejercicios para que camine
            bien con las muletas. Pronto regresará.

(En esos momentos llega la enfermera con Juan en su silla
de ruedas.)

Enfermera:—Aquí traigo al enfermo. Viene cansado de los
            ejercicios, pero ya parece un experto caminando
            con las muletas.

Juan: —Sí, y hasta bajo las escaleras brincando,¡ Ja,
            ja! Ya puedo irme para la casa hoy mismo.
            ¿Cuándo vendrá el doctor, mamá?

María: —No sé. ¿Sabe usted cuándo viene el médico?

Enfermera: —Dijo que pasaría a ver a Juan antes de irse del hospital. Probablemente vendrá para las seis de la tarde.

María: — ¿Cree Ud. que le permitirán irse hoy? Me parece muy pronto.

Enfermera: —Es posible, aunque creo que si lo encuentra bien le dará de alta mañana al mediodía.

Juan: —¡Ay! Tengo tantas ganas de estar en casa. Lo único que me pone triste es que no veré a mi enfermera predilecta.

Enfermera: —Te olvidarás de mí en menos de una semana. Estoy segura de que al ver a tus amigos no me recordarás.

Juan: — Eso nunca. Aunque no quiero volver al hospital, claro.

Ejercicios de sustitución

Hace más de una hora que <u>salió para el hospital.</u>

_____ le hicieron las radiografías.

_____ tomó la medicina.

_____ le sacaron la sangre.

_____ le tomaron la temperatura.

Dijo que pasaría <u>antes de las seis de la tarde.</u>

_____ **antes** de las nueve de la noche.

_____ después de salir de la oficina.

_____ más tarde.

<u>Juan se curaría</u> si comiera bien.

Nosotros _____ si comiéramos bien.

Ellos _____ si comieran bien.

Tú _____ si comieras bien.

Si lo encuentra bien, <u>le dará de alta mañana.</u>

_____ no le hará la radiografía.

_____ le traerá un pastel de chocolate.

_____ no le pondrá la inyección.

_____ no lo ingresará en el hospital.

Spanish for Nurses
Unit X

Vocabulary

ha regresado - has returned

experto - expert

hasta - until

cansado - tired

hoy mismo - today

dar de alta - to release

mediodía - noon

ganas - desires, wishes

triste - sad

predilecta - favorite

segura-o - certain

nunca - never

VERBS

tardar(se) - to delay

brincar - to jump

olvidar(se) - to forget

recordar (irreg.) - to remember

Expressions

estar seguro de que - to be certain that

LECTURA I - DICTADO I

María y Ana esperan en el cuarto. Juan no ha regresado
todavía de la sesión de fisioterapia. Ana está impaciente
porque Juan no llega. María la calma y le dice que las
sesiones de fisioterapia demoran mucho tiempo. Al poco
rato llega Juan en la silla de ruedas. El muchacho está
muy contento con los ejercicios y se siente bien. Quiere
irse pronto del hospital, pero el doctor tiene que darle
de alta. La enfermera dice que el médico   pasaría
a verlo hacia las seis de la tarde. Ella cree que el médico podría darle de alta al día siguiente. Juan desea
estar ya en su casa, aunque extrañará mucho a su enfermera predilecta.

Preguntas: Lectura I

Answer in Spanish using full sentences:

1. ¿ Quiénes esperan en el cuarto?

_____

2. ¿A quién esperan en el cuarto?

_____

3. ¿Por qué está Ana impaciente?

_____

4. ¿Qué le dice María?

_____

5. ¿Cuándo llega el paciente?

_____

6. ¿Cómo está Juan? ¿Por qué?

_____

Spanish for Nurses
Unit X

7. ¿ Qué quiere el muchacho?

_____

8. ¿Quién tiene que dar de alta a Juan?

_____

9. ¿ Qué dijo la enfermera?

_____

10. ¿ Qué cree la enfermera?

_____

11. ¿A quién extrañará mucho el chico?

_____

Spanish for Nurses
Unit X

<u>Escena II - Scene II</u>
<u>Juan sale del hospital</u>

(El Dr. Ruiz dio de alta a Juan. Vino la tarde anterior a
las seis   y después de examinar al muchacho,
dio las instrucciones a la enfermera. Al día siguiente,
miércoles, Juan está preparado para salir del hospital y
habla con su madre y con su hermana.)

Juan: —Bueno, mamá, al fin ya volvemos a casa. Quiero
             ver a mis amigos otra vez y estar junto a papá.

María: —Sí,   pronto nos iremos. Gracias a Dios que
             te sientes mejor. Te han atendido muy bien en
             el hospital y las enfermeras son muy amables y
             cariñosas.

Ana: —Es verdad. Han tratado a Juan como   un
             hijo de ellas. Además, las dos son muy bonitas
             y simpáticas.

Juan: —Las voy a extrañar mucho, pues han sido muy ca-
             riñosas conmigo.

(En esos momentos llega la enfermera Sánchez con un libro
para Juan.)

Spanish for Nurses
Unit X

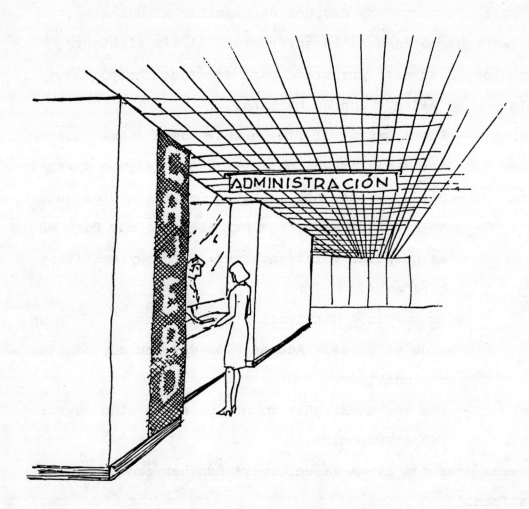

MARÍA VA A PAGAR LA
CUENTA DEL HOSPITAL

Enfermera: —Ya sé que te vas. Aquí te traigo un libro.
Guárdalo de recuerdo. Sé que te gusta mucho
leer sobre los deportes.

Juan: —Un millón de gracias. Yo me acordaré de ti de todos
modos. Anoche me despedí de mi otra enfermera.
No me olviden ustedes.

María: — Ustedes han sido muy buenas con Juan y les estamos muy agradecidos. ¿Vendrá usted con nosotros a la oficina?

Enfermera: —Sí, tengo que llevar a Juan en su silla hasta
que lo monten en la ambulancia. Ud. debe pasar
por la Administración para abonar su cuenta y
firmar el alta de Juan. Vamos ahora mismo.

(Todos salen al pasillo y bajan en el ascensor. Al salir
del ascensor, la enfermera conduce a Juan a la oficina de
Administración. Allí habla María con la empleada.)

María: —Señorita, por favor.¿Podría Ud. informarme qué
debo hacer? Mi hijo fue dado de alta por el
Dr. Ruiz. Aquí tengo la nota firmada por él.

Empleada: —Gracias, señora. ¿ Cuál es el nombre del paciente?

María: —Juan González.   Ingresó aquí el lunes pasado.

Spanish for Nurses
Unit X

Empleada: —Espere un momento. Buscaré la cuenta.

(La empleada busca en un archivo de la oficina y regresa

a la ventanilla con una hoja.)

Empleada: — Aquí tengo todos los datos. Por favor, revise

bien la cuenta. Todos los gastos del hospital

los pagará su seguro de hospitalización. Ud.

sólo abonará el costo del aparato de televisión

y las llamadas telefónicas. Todos

los demás gastos los cubre el seguro, como le

dije anteriormente.

María: — Menos mal que nuestro seguro es muy bueno, pues

la cuenta es por más de cuatrocientos dólares.

¿Cuánto tengo que pagarle? Dígame para hacerle

un cheque. (Comienza a escribir en el talonario.)

Enfermera: —Solamente veinticinco dólares con treinta centa-

vos.

María: —Aquí tiene el cheque. Gracias.

Empleada: — De nada, señora González. ¡Ojalá que su hijo

se restablezca muy pronto!

María: — Gracias. Adiós.

(Juan, Ana y María se dirigen a la salida de los pacientes.

Allí se despiden de la enfermera mientras esperan la ambulan-

cia que llevará a Juan para su casa.)

Spanish for Nurses
Unit X

Vocabulary

anterior - before

al fin - finally

simpática - nice

los gastos - the expenses

hospitalización - hospitalization

anteriormente - previously

un cheque)
    } the check
el talón)

¡ojalá! - God grant!

cariñoso-a - affectionate

conmigo - with me

de todos modos)
      } anyway
de todas maneras)

un recuerdo - a remembrance

agradecido-a - thankful,
       appreciative

la administración - administration

pasado - past

la cuenta - the bill

V E R B S

extrañar - to miss

recordar (irreg.) - to remember

guardar - to keep

montar - to ride

abonar - to pay for

firmar - to sign

informar - to inform

restablecer (irreg.) - to recover

despedir(se) (irreg.) - to say goodby

Spanish for Nurses
Unit X

Ejercicios de sustitución

Gracias a Dios que <u>te</u> sientes mejor.

_____ me _____

_____ nos _____

_____ se _____

<u>Te</u> han atendido muy bien en <u>el hospital.</u>

Me_____ la clínica.

Nos _____ la sala de fisioterapia.

Le _____ la sala de emergencia.

Anoche <u>me</u> despedí <u>de la otra enfermera.</u>

_____ te _____ empleada.

_____ nos _____ médico.

_____ se _____ cirujano.

<u>Usted</u> abonará <u>el costo de las medicinas.</u>

Nosotros _____ el costo de las radiografías.

Tú _____ el costo de las muletas.

Ella _____ el costo de la silla de ruedas.

Spanish for Nurses
Unit X

Ejercicios de sustitución (Cont.)

Juan y María <u>van para la casa</u> en seguida.

_____ pagan la cuenta del hospital ahora.

_____ esperan la ambulancia en este momento.

_____ se despiden de la enfermera hoy.

_____ están con Ana y la enfermera en el hospital.

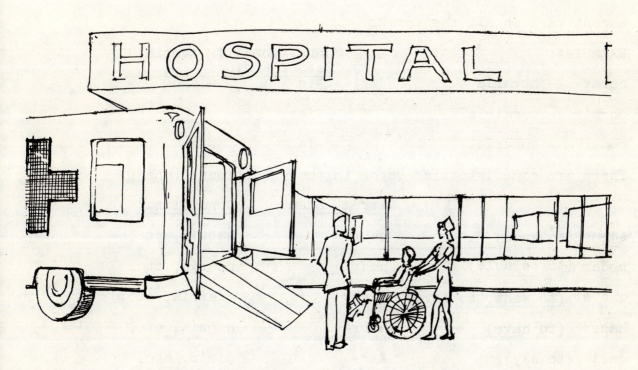

JUAN REGRESA A SU CASA

Spanish for Nurses
Unit X

GRAMÁTICA (GRAMMAR)

El Potencial (The conditional tense)

The conditional tense (Potencial in Spanish) is formed by adding to the infinitive of the verb the endings <u>ía</u>, <u>ías</u>, <u>íamos</u>, <u>ían</u>.   There is only one set of endings for all verbs in this tense. Notice that you have to use the accent mark in all the forms.

Examples:	Conditional (Potencial) Set of endings	
curar - curaría	-ía	-íamos
dormir - dormiría	-ías	
comer - comería	-ía	-ían

There are some irregular verbs in the conditional tense:

	Irreg. Stem	Conditional
saber (to know)	sabr-	sabría, etc.
poder (to be able)	podr-	podría, etc.
querer (to want, to love)	querr-	querría, etc.
haber (to have)	habr-	habría, etc.
decir (to say)	dir-	diría, etc.
hacer (to do, to make)	har-	haría, etc.
salir (to go out)	sald-	saldría, etc.
venir (to come)	vendr-	vendría, etc.
tener (to have, to possess)	tendr-	tendría, etc.
poner (to put, to place)	pondr-	pondría, etc.

Notice that the basic irregularity of the verbs previously mentioned takes place <u>in the spelling of the stem</u> and not <u>with the endings</u>.

Uses of the conditional tense (Usos del potencial)

The conditional tense expresses a possible action in the main clause.

A) It is normally used in compound sentences to express an action that is related to another subordinate action within the sentence. The verb in the other section is usually expressed in the subjunctive mood.

Juan comería si <u>tuviera</u> hambre.
    tuviese

Yo compraría las muletas si <u>tuviera</u> dinero.
    tuviese

B) Sometimes the conditional is used with a sense of courtesy or modesty.

Desearía ver al médico.

Me gustaría ir al hospital.

C) The conditional tense could indicate probability, supposition or conjecture about an action or situation.

¿Qué hora sería?

¿Cuándo vendría el médico?

Spanish for Nurses
Unit X

D) The conditional has a <u>perfect tense</u> which is formed with the conditional of the verb HABER and the past participle of the verb of the action.

Yo <u>habría deseado</u> ver al médico aquella tarde.
Me <u>habría gustado</u> ir al hospital.

E) The conditional tense is translated into English by <u>should</u> or <u>would</u>. Take note than when "should" is used to indicate <u>moral obligation</u>, we use the verb DEBER in Spanish and not the conditional tense. Also, when <u>would</u> is used in English to express a repeated past action, we do not use the conditional but the <u>imperfect indicative</u>.

We should go tomorrow.   (Debemos ir mañana.)
I would get up early in winter. (Me levantaba temprano en
                                  el invierno.)

F) The conditional tense is used after the word <u>si</u> when it means <u>whether</u>:

No sé si tendría fiebre o no. (I don't know whether he had
                                a fever or not.)

Spanish for Nurses
Unit X

The prepositions POR and PARA

Two prepositions frequently used in Spanish are POR and PARA.
Both are not interchangeable although many times they are
expressed in English by the word FOR.

Uses of POR

1. To indicate the agent by which or whom some passive
   action is performed:
   Las radiografías fueron examinadas por el médico. (by)
   El informe fue escrito por la enfermera. (by)

2. To indicate the period of time during which an
   action takes place or is continuing: (for, during)
   Juan descansa por la noche.
   El accidente fue por la mañana.
   Le enyesaron la pierna por la tarde.

3. When the English FOR is used meaning for the sake
   of, on behalf of, because of and in exchange for:
   La madre se preocupa por Juan.
   El padre compró las muletas por veinte dólares.
   Ana lo cuida mucho por su salud.

Spanish for Nurses
Unit X

- 237 -

4. When motion takes place, to translate words such as
   through, around or along:
   La enfermera lleva al paciente por el pasillo.
   Juan caminaba por el jardín.

5. To express "means" of transportation, communication,
   purpose, motive.
   Ella viaja por avión.
   Nosotros venimos por autobús.
   Ella habla por teléfono.
   Luis vino por ver a la enfermera.
   La quiero por ser muy buena.

6. When translating the following verbal expressions:
   come for - venir por - El médico vino por el enfermo.
   ask for - preguntar por - El especialista pregunta por
                                la enfermera de noche.
   send for - enviar por - El padre envió por las muletas.

Uses of PARA

1. To indicate the indirect object of the action:
   Las muletas son para el paciente.
   Traigo la comida para el enfermo.

Spanish for Nurses
Unit X

2. To indicate <u>meaning to</u> or <u>in order to</u>:

Las enfermeras son buenas <u>para</u> cuidar a los enfermos.

Los ejercicios son <u>para</u> enseñarle a caminar con muletas.

3. To express time limitation in the future:

Estas píldoras son <u>para</u> mañana.

El análisis de sangre es <u>para</u> las seis de la mañana.

4. To express or indicate direction, destination and
   purpose:

Le puso una inyección <u>para</u> calmarle el dolor de la
    pierna.

La ambulancia salió <u>para</u> el hospital.

Ejercicios (Exercises):

Fill the blanks with PARA or POR, as **necessary**:

1. El doctor vendrá _____ la mañana.

2. Hace una hora que salió ____ la sesión de fisioterapia.

3. Hay que enseñarle ejercicios _____ que camine bien.

4. La enfermera vendrá _____ las seis de la tarde.

5. Puedo irme _____ la casa hoy mismo.

6. El papá de Sara compró las muletas _____ veinte dólares.

7. Vengan _____ aquí, Juan está en el jardín de atrás.

8. _____ favor, llama pronto al médico.

9. Voy a llamar a la ambulancia _____ ir al hospital.

10. El médico ordenó un calmante _____ el dolor de la pierna.

11. Doctor estamos muy agradecidos _____ cuidar bien a Juan.

12. Luis, este pastel de chocolate es _____ ti.

13. Deseo irme _____ la casa hoy mismo.

14. La ambulancia vendrá _____ Juan en seguida.

15. ¿Cuánto hay que pagar _____ las radiografías?

16. Las radiografías fueron examinadas _____ el especialista.

17. León estuvo en la sala de fisioterapia _____ una hora.

18. Le darán de alta _____ el jueves al mediodía.

19. _____ jugar a la pelota me partí la pierna.

20. La enfermera compró un libro _____ el paciente.

GRAMÁTICA (GRAMMAR)

Pronombres relativos (Relative pronouns)

Relative pronouns replace nouns already mentioned in the
main clause of a compound sentence. Normally the relative
pronouns appear in the subordinate clause.

Forms of the relative pronouns

(Without articles)	(With articles)
que (that, which, who, whom)	el que la que lo que (neuter) (that, which, who, whom) los que las que
quien (who, whom) quienes	
	el cual la cual lo cual (neuter) (that, which, who, whom) los cuales las cuales

cuyo cuya (whose) cuyos cuyas	
(Sometimes used as a relative pronoun) cuanto cuantos (how many) cuanta cuantas	

Uses of QUE

Que is invariable and is the most used of the relative
pronouns. Normally _que_ introduces a subordinate clause
and refers to persons or things.

el médico _que_ me examinó la pierna ayer

la dieta _que_ tenía en el hospital

la enfermera _que_ conocí el verano pasado

el hospital de _que_ conversaban los profesores

Uses of QUIEN/QUIENES (pl.)

These relative pronouns refer only to persons. They could
be translated into English by _who_ or _whom_. They are normally
used after prepositions or instead of QUE when the subordinate
clause is separated from the main clause by a comma.

Spanish for Nurses
Unit X

Las enfermeras, <u>con quienes</u> trabaja el Dr. Ruiz, son my
   inteligentes.

El especialista, <u>quien</u> me ha examinado, desea que ingrese en
   el hospital.

Son los camilleros <u>a quienes</u> vi en casa, los que vinieron
   a visitarme.

<u>Note</u>: The personal <u>a</u> is required when QUIEN/QUIENES is the
direct object of the verb. In the last two examples QUE
may replace QUIEN and A QUIENES.

Uses of EL CUAL, EL QUE, etc.

These relative forms are mainly used to indicate, in the
case of more than one antecedent, which one is modified
by the subordinate clause. Also, they are used with
prepositions other than <u>de</u>, <u>en</u>, <u>con</u> or <u>a</u>.

El hermano de Ana, <u>el que</u> se partió la pierna, vino ayer.

El hermano de Ana, <u>la que</u> trabaja en el hospital, salió anoche.

In the first sentence, <u>el que</u> indicates the antecedent
<u>el hermano</u>. In the second sentence, <u>la que</u> indicates the
antecedent <u>Ana</u>.

Los médicos del hospital, con <u>los cuales</u> hablé ayer, eran
   muy simpáticos.

Spanish for Nurses
Unit X

Uses of CUYO

Cuyo (-a, -os, -as) is equivalent to the
English whose. It means possession,property or belonging.
It agrees in gender and number with the noun it precedes.
No conozco a la muchacha cuyo padre está en el hospital.
Hable con la enfermera, cuyos hijos van a la misma escuela
  que Juan.

Interrogative and Exclamation Pronouns

The same forms are used to ask and to exclaim. A written
accent is required and also the proper sign point.

Interrogative
{
¿Qué quieres (tú)?
¿Cuál es tu nombre?
¿Quién vino anoche al hospital?
}

Exclamation
{
¡Quién será esa enfermera tan trabajadora!
}

Spanish for Nurses
Unit X

VOCABULARY

SPANISH-ENGLISH

A

a - to, at

abajo - below, down

abonar - to receive, collect, pay, subscribe

abrir - to open

a cargo - in charge of

accidente - accident

acercar(se) - to approach

acompañar - to accompany

acordar(se) - to remember

acostar(se) - to go to bed

acostumbrar - to accustom

adelantar - to go far, ahead

además - besides

administración - administration

admisión - admission

adolorido - in pain

advertir - to notice

afán - interest

afeitarse - to shave

afecto - kind, affectionate

afortunado - fortunate

afuera - outside

agarrar - to take, to grab

agradecer - to appreciate

agregar(se) - to add oneself

agosto - August

agradecido - thankful, grateful

agua - water

ahora - now

ahora mismo - right now

al - to the

a la española - in the Spanish style

alarmar(se) - to be alarmed

alegrar(se) - to be glad, happy

alemán - German

al fin - at last

algo - something

aliento - encouragement

alimentar(se) - to nourish, feed

alimentos - foods

aliviar - to relieve, alleviate

al lado de - to the side of

almohada - pillow

almuerzo - lunch

al principio - at the beginning

algún - any, some

alrededor - around

ambos - both

ambulancia - ambulance

amigo - friend

amable - nice, amiable

amparar - to provide for, to protect

análisis - analysis

añadir - to add

anoche - last night

anterior - before

anteriormente - previously

antes - before

antibiótico - antibiotic

aparato de televisión - TV set

a partir de ahora - from now on

apenas - hardly

apendicitis - appendicitis or
            appendectomy

apetito - appetite

apoyar - to support

apoyarse en mí - to lean on me

aprender - to learn

apresurarse - to hurry

apretar - to press

aquel (aquella) - that

aquellos (aquellas) - those (distant)

aquí - here

archivo - file

arrepentir(se) - to repent

arriba - up

artritis - arthritis

ascensor - elevator

así - thus

asistente (a)-assistant

asma - asthma

atender - to attend, to take
          care of

atreverse - to dare

aunque - although

auxiliar - helper, auxiliary,
          extra

a veces - at times

avisar - to advise

¡ay! - ouch

ayer - yesterday

ayudar - to help

B

bajar - to go down

bajito - low

bañar - to bathe

bañar(se) - to take a bath

bandeja - tray

baranda - bannister, railing

barra - bar

bastante - enough

bata - bathrobe

beber - to drink

besar - to kiss

bien - well, fine

boca - mouth

bonita (o) - handsome, pretty

botón- button

brazo - arm

breve - brief

brincar - to jump

bronquitis - bronchitis

bueno(a) - good

buscar - to look for

C

cabecera - headboard

cabeza - head

cadera - hip

caer - to fall

caer(se) - to fall down

cafetería - cafeteria

calmar - to be calm

calmante - a tranquilizer

cambiar - to change

camilla - stretcher

camillero - stretcher bearer

caminar - to walk

camisa - shirt

cáncer - cancer

cansado - tired

cansar - to tire, weary, bore

cardiaco - cardiac

cargo - charge

cariñoso(a) - affectionate

carne - meat

casa - house

casar - to marry

casarse - to get married

caso - case

católico - Catholic

cepillar(se) - to brush

cepillo de dientes - toothbrush

cierto - certain, sure

cinco - five

cinturón - belt

cirrosis hepática - cirrhosis of the liver

cirujano - surgeon

clase - kind, type, class

clavícula - clavicle

claro que sí - of course

chocolate - chocolate

cocina - kitchen

cocinar - to cook

coger - to take, pick up

colocar - to place

comenzar - to begin, start

comer - to eat

comida - meal

como - how

cómoda - bureau

cómodamente - comfortably

cómodo - comfortable

como si - as if

comparativo - comparative

compañía - company

competente - competent

complacer - to please

complaciente - complacient, nice

completamente - completely

completo - complete

comprender - to understand

comunicar - to communicate

con - with

conducir - to lead

conjuntivitis - conjunctivitis

conmigo - with me

consentir - to consent

contar - to count

contento(a) - happy

contestar - to answer

contusión - contusion

conversar - to converse, talk about

corazón - heart

corbata - tie

correr - to run

corregir - to correct

cortés - courteous

cosas - things

costo - cost

creer - to believe

cuaderno - notebook

cuadro - chart

cuáles - who, which ones

cuarto - room

cuando - when

cubierto - covered

cúbito - cubitus

cubrir - to cover

cuenta - bill

cuidado - care

cuidar - to care for

cuarto de rayos X - X-ray room

curar - to cure

curar(se) to cure, be cured

cuánto - how much

D

dar - to give

dar a la luz - to give birth

dar de alta - to release

de - of, from

de atrás - behind

deber - to ought to, should, to be
　　　　supposed to

deber de - ought, supposed to

débil - weak

decidir - to decide

decir - to say, tell

dejar - to leave, let

del - of the, from the

del turno de noche - night shift

demostrar - to demonstrate, to show

demorar - to delay, take a long time

dentífrico - toothpaste

dentro - inside

de nuevo - again

departamento - apartment

deporte - sport

de pronto - suddenly

derecho(a) - right

de recuerdo - a remembrance

dermatitis - skin disease

desagradable - unpleasant

desayuno - breakfast

desayunar(se) - to have breakfast

desde luego - of course

descansar - to rest

desear - to want, wish

deseos - wishes

despacio - slowly

despedir(se) - to say goodbye

después - after

despertar - to awaken

desfallecido - weak

de todos modos - anyway

detrás - behind

de turno - rotating

de vuelta - return

día - day

diabetes - diabetes

diagnosticar - to diagnose

diciembre - December

dictar - to dictate

dieta - diet

diez - ten

dirección - address

dirigir(se) - to direct, make one's
　　　　　　way

divertir(se) - to enjoy

doctor - doctor

doler - to hurt

dolor - pain

domingo - Sunday

donde - where

dormir - to sleep

dormir(se) - to fall asleep

dos - two

durante - during

E

edad - age

efectivamente - effectively

ejercicio - exercise

él - he

el, la, los, las - the (article)

ella - she

ellos - they

el cuarto piso - the fourth floor

emergencia - emergency

empezar - to begin, start

empleado (a) - employee

empujar - to push

en - in, into

encontrar - to encounter

enero - January

enfermedad - illness

enfermo - sick person

en lo alto - high

en seguida - immediately

enseñar - to show, teach

entender - to understand

entero - entire

entrada - entrance

entrar - to enter

entregar - to hand over

enviar - to send

enyesado(a) - in a cast

enyesar - to put in a cast

enyesarle - to put it/him in a cast

error - error

esa (eso) - that

escalera - staircase

escalón - step

escarlatina - scarlet fever

escena - scene

es cierto - it's certain

escuela - school

escuchar - to listen

escupir - to spit

escribir - to write

esos (esas) - those

estar listo - to be ready

estos (estas) - these

este (esta) - this

esfuerzo - effort

espalda - back

español - Spanish

especial - special

especialista - specialist

esperar - to wait for, to expect

esposo - husband

esposa - wife

estar - to be

estarse tranquilo - to be quiet

estado - state

estar adolorido - to be in pain

estar de vacaciones - to be on vacation

estar frío - to be cold

estudiante - student

estómago - stomach

examinar - to examine

exigir - to demand

experiencia - experience

experto - expert

expresiones - expressions

extrañar - to miss

extraño - strange

F

falta - look

familia - family

faringitis - a sore throat

farmacia - pharmacy

febrero - February

felicitar - to congratulate

feliz - happy

fémur - femur

fila - line

final - final

firmar - to sign

fisioterapia - physiotherapy

formulario - form

fractura - fracture

fracturado(a) - fractured

fracturar(se) - to fracture

francés - French

frecuente - frequently

frío - cold

fuerte - strong

futuro - future

G

ganas - desire

gangrena - gangrene

gasto(s) - expense(s)

gemir - to shudder

general - general

golpe - blow, hit, stroke, knock, beat

gracias - thanks

gran - great

grande - large, big

grasa - fat

grave - serious

guardar - to keep

gustar - to like, to be pleasing to

H

haber - to have (auxiliary verb)

habitación - room

hablar - to speak

hacer - to do

hacer de cuerpo - to move one's bowels

hacer el favor - to do a favor

hacerle caso - to pay attention

hacerle radiografías - to x-ray

hacer(se) - to become

hacer un cheque - to write a check

hasta - until

hasta luego - so long, until later

hasta que - until

hay - there is, are

hay que - one must

hecho - act, fact, deed

hepatitis - hepatitis

herida - wound

herido - wounded, hurt

hermano(a) - brother, sister

hijo(a) - son, daughter

hogar - home

hoja - chart

hoja clínica - clinical chart

hombre - man

hora - hour

horas de visita - visiting hours

horizontalmente - horizontally

hospital - hospital

hospitalizado - hospitalized

hospitalización - hospitalization

hoy - today

hoy mismo - today

hueso - bone

I

imaginar - to imagine

impaciente - impatient

impedir - to impede, prevent, hinder

indicar - to indicate

infección - infection

información - information

informar - to inform

inglés - English

inmediatamente - immediately

instrucción - instruction

inteligente - intelligent

intercomunicador - intercom

invierno - Winter

inyección - injection

ir - to go

irregular - irregular

irse - to go away

izquierdo(a) - left-handed, left side

J

jardín - garden

jefe - chief masc.

jefa - chief fem.

jeringuilla - syringe

joven - young boy

jueves - Thursday

jugar - to play

jugo - juice

julio - July

junio - June

junto - next to

L

el, la, los, las - the

laboratorio - laboratory

lado - side

lápiz - pencil

la presión - the blood pressure

laringitis - laryngitis

lavar(se) - to wash

le - to you, to him, to her

leche - milk

lectura - reading

leer - to read

lengua - tongue

lesión pulmonar - pulmonary lesion

leucemia - leukemia

levantar - to raise, lift

levantar(se) - to get up

libro - book

limpiar - to clean (brush)

listo - ready

lo - him, it

lo único - the only thing

luego - later

lunes - Monday

LL

llamadas telefónicas - telephone calls

llamar - to call

llamar(se) - to be called

llegar - to arrive

llenar - to fill

llevar - to carry

M

madre - mother

magnífico - magnificent, wonderful

majadero - naughty

mal - badly

malo - bad

mañana - morning

manejar - to manage

mano (f) - hand

mantequilla - butter

manzana - apple

marcar - to dial

marchar(se) - to walk away

maravilloso - marvellous

martes - Tuesday

marzo - March

más - more

masticar - to chew

maxilar, quijada - jaw bone

mayo - May

me - me, to me

media - stocking

media hora - a half hour

medicina - medicine

médico - doctor

medio - middle

mediodía - noon

medir - to measure

mejor - better

menos - minus, less

mesa de noche - night table

mesita - little table

mi - my

miedo - fear

miércoles - Wednesday

minutos - minutes

mirar - to look

mismo(a) - same, very

modelo - the model

molestar - to bother

molesto - bothered, upset,
        disturbed

momento - moment

manejar - to handle

morir(se) - to die

mostrar - to show

montar - to put in, mount, ride

mover - to move

mover el vientre - to move one's
        bowels

mover(se) - to move oneself

muchacho(a) - boy, girl

mucho,- much

muela - molar (teeth)

muleta - crutch

mundo - world

muy - very

N

nacer - to be born

nacionalidad - nationality

nada - nothing

naranja - orange

náusea - nausea

necesitar - to need

nervioso - nervous

neumonía - pneumonia

neuralgia - neuralgia

no - no

no...ni...ni... - neither...nor

noche - evening

nadie - nobody

nombre - name

no moverse - not moving

norteamericano - North American

nosotros(as) - we

notas - notes, score

noviembre - November

nuestro(a)(os)(as) - ours

número - number

nunca - never

O

ocasión - occasion

octubre - October

ocurrir - to occur, happen

oficina - office

¡ojalá! - God grand, I hope so

oír - to hear

olvidar(se) - to forget

operar - to operate

opinión - opinion

oración - sentence

orden - orders

orinar - urinate

ortopédico - orthopedic

otitis - ear inflammation

otoño - Autumn

otra vez - again

otra(o) - other, another

P

paciencia - patience

paciente - patient

padre - father

padecer - to support

palabra - word

palpitaciones - palpitations

pan - bread

pantalón - pants, trousers

paperas - mumps

para - for

paralelo - parallel

parar(se) - to stop

parecer - to seem

parir - to give birth

partir - to break

partir(se) - to break (reflexive)

pasado - past

pasar - to pass

pasillo - corridor

pasta dentífrica - tooth paste

pastel - pie, cake

pastel de chocolate - chocolate cake

pastillas - pills

pecho - chest

pedir - to ask for

peinar(se) - to comb one's hair

pelota - ball

peroné - peronium

pensar - to think

pequeño - small

perder - to lose

periódico - newspaper

permitir - to permit

pero - but

pesadez - heaviness, full

pie - foot

piedra - stone

pierna - leg

píldora - pill

piso - floor

planilla de admisión - admission
sheet

planta baja - ground floor

plataforma - platform

platos - dishes

playa - beach

pobre - poor

poco(s) - a few

poder - to be able

póliza - policy

poner - to put, place

poner(se) - to become

por - by

por eso - therefore

por favor - please

por la noche - in the evening

porque - because

por suerte - luckily

por supuesto - of course

portátil - portable

poquito - a little

posición - position

posiblemente - possibly

práctica - practice

predilecto(a) - favorite

preferido - preferred

preocupar(se) - to worry

preparar - to prepare

preguntas - questions

preguntar - to ask questions

presentar(se) - to occur, to present

presente - present

presentir - to forewarn

presión - pressure

pretérito - past

primero - first

primavera - Spring

principio - principle

privado - private

problema - problem

profesor(a) - teacher

programa - program

pronto - quickly

puerta - door

pues - since

pulmonía - pneumonia

puré de papas - mashed potatoes

Q

que - what

quedar - to stay

quejar(se) - to complain

querer - to want, wish

quien - who, whom

quitar(se) - to take away

R

radio - radial (bone)

radiografías - x-rays

raíz - root

rápido - rapid, fast

rato - in a short while

rayos-x - x-rays

reaccionar - to react

realizar - to do, to fulfill

realizado(a) - realized

recepción - reception

recibir - to receive

recoger - to gather

recordar(se) - to remember

recuerdo - remember

restablecer - to recover, restore

regañar - to scold, to reprimand

regresar - to return

regular - regular

reírse - to laugh

religión - religion

repetir - to repeat

reposo - rest

resolver - to resolve

respirar - to breathe

respiración - breathing

revisar - to review

revista - magazine

revólver - gun

riñón - kidney

rodilla - knee

S

sábado - Saturday

saber - to know

sabroso - tasty

sacar - to take out

sal - salt

sala - living room

sala de admisión - Admitting Office

sala de emergencia - Emergency Room

sala de ortopedia - Orthopedic Room

salida - exit

salir - to leave, go out of

salón - room, parlor

saludable - healthy

saludar - to greet

sanar - to heal

sarampión - measles

sangre - blood

sed - thirst

sedativo - sedative

seguir - to follow

segundo - second

seguro(a) - secure

seguro - insurance

semana - week

sentar - to seat

sentir - to feel

señor - sir, mister

señora - Mrs.

señora de edad - old lady

señorita - Miss

sentado(a) - seated

sentar(se) - to sit down

sentirse - to feel oneself

septiembre - September

ser - to be

servicio - service

servicio de emergencia - emergency
service

servir - to serve

sesión - session

sí - yes

siempre - always

significar - to mean

siguiente - next

silla de ruedas - wheel chair

sillas - chairs

sillón - armchair

simpático(a) - nice

simple - simple

sin - without

síncope cardiaco - cardiac, heart
attack

sirena - siren

solamente - only

sólo - only

sopa - soup

sorpresa - surprise

sonreír - to smile

sostener - to hold, sustain

sótano - basement

su - his, hers, yours

subir - to raise, go up

sudor - sweat

suelo - ground

sueño - sleep

suerte - luck

sufrir - to suffer

sujetar - to hold, subject

supervisión - supervision

sustitución - substitution

T

también - also

tan....como - as....as

tanto - so much

tapa - cover

tardar(se) - to delay

tarde - late

tarjeta - card

te - you, to you

técnico - technician

teléfono - telephone

televisión - T.V.

temprano - early

tener - to have

tener artritis - to have
arthritis

tener calor - to be warm

tener cáncer - to have cancer

tener cirrosis hepática - to have
                      cirrhosis of the
                      liver

tener conjuntivitis - to have
                      conjunctivitis

tener cuidado - to be careful

tener dermatitis - to have dermati-
                      tis

tener diabetes - to have diabetes

tener faringitis - to have a sore
                      throat

tener frío - to be cold

tener ganas de - feel like

tener gangrena - to have gangrene

tener hambre - to be hungry

tener hepatitis - to have hepatitis

tener laringitis - to have laryn-
                      gitis

tener leucemia - to have leukemia

tener miedo - to be afraid

tener otitis - to have ear
                      inflammation

tener que - to have to

tener razón - to be right

tener sed - to be thirsty

tener sueño - to be sleepy

tener suerte - to be lucky

terminación - ending

terminado(a) - ended

terminar - to finish

termómetro - thermometer

tibia - tibia

tiempo - time

tifus - typhus

tío(a) - uncle

tobillo - ankle

todavía - still, yet

todo - everything

todo el mundo - everybody

tolerar - to tolerate

tomar - to take, pick up

tomar esta píldora - to take this
                      pill

toser - to cough

trabajar - to work

trabajo - work

traducción - translation

traducir - to translate

traer - to bring

tranquila(o) - peaceful

tranquilizar - to quiet, calm
                      down, to pacify

tratamiento - treatment

tratar - to treat

tratar de - to try to

tres - three

triste - sad

tú - you

turno - turn

U

un (una) - a, an

único - only

unidad - unit

universidad - university

unos (unas) - several

usar(se) - to use

usted, ustedes - you

V

vacuna - vaccine

valer - to be worth

vasijilla - wash basin

vaso - glass

veces - times

vecino(a) - neighbor

vegetal - vegetable

veinte - twenty

vendado(a) - bandaged

venir - to come

ventanilla - small window

ver - to see

verano - Summer

verbo - verb

verdad - truth

vestirse - to get dressed

viernes - Friday

viruelas - small pox

visitar - to visit

vivir - to live

volver - to return

vomitar - to vomit

vómito - vomit

vuestro(a)(os)(as) - your

Y

y - and

ya - already

yeso - cast

yo - I

Z

zapato - shoe

VOCABULARY

English - Spanish

A

a - un (una)

accident - accidente

to accompany - acompañar

to accustom - acostumbrar

act - acto

to add - añadir

to add oneself - agregar(se)

address - dirección

administration - administración

admission sheet - planilla de admisión

Admitting Office - Sala de Admisión

to advise - aconsejar

affectionate - afectuoso

after - después

a few - poco(s)

again - otra vez, de nuevo

age - edad

aged - de edad

a half hour - media hora

ahead - adelantar

a little - poquito

alleviate - aliviar

English - Spanish

also - también

already - ya

although - aunque

always - siempre

ambulance - ambulancia

amiable - amable

an - un (una)

analysis - análisis

and - y

ankle - tobillo

another - otra(o)

to answer - contestar

antibiotic - antibiótico

any - algún

anyway - de todos modos

apartment - departamento

appendicitis or appendectomy apendicitis

appetite - apetito

apple - manzana

to appreciate - agradecer

April - abril

to approach - acercar(se)

as...as... - tan...como...

as if - como si

to ask for - pedir

to ask questions - preguntar

a sore throat - faringitis

assistant - asistente(a),
                ayudante

asthma - asma

at - a

at last - al fin

at the beginning - al principio

at times - a veces

to attend - atender, asistir

Autumn - otoño

arm - brazo

armchair - sillón

around - alrededor

to arrive - llegar

arthritis - artritis

August - agosto

auxiliary - auxiliar

to awaken - despertar

B

back - espalda

bad - malo(a)

badly - mal

ball - pelota

bandaged - vendado(a)

bannister - baranda

bar - barra

basement - sótano

to bathe - bañar

bathrobe - bata

to be - estar, ser

to be able - poder

to be afraid - tener miedo

to be alarmed - alarmar(se)

to be born - nacer

to be calm - calmar

to be called - llamar(se)

to be cold - estar frío, tener
                    frío

to be careful - tener cuidado

be cured - curarse

to be glad - alegrar(se)

to be healthy - estar saludable

to be hungry - tener hambre

to be quiet - estarse tranquilo

to be in pain - estar adolorido

to be lucky - tener suerte

to be on vacation - estar de
                       vacaciones

to be peaceful - tranquilizar

to be pleasing to - gustar

to be ready - estar listo

to be right - tener razón

to be sleepy - tener sueño

to be supposed to - deber

to be thirsty - tener sed

to be warm - tener calor

to be worth - valer

because - porque

to become - hacer(se)
             poner(se)

to begin - comenzar

beach - playa

beat - golpe

before - antes, anterior

to begin - empezar

behind - detrás, de atrás

to believe - creer

below - abajo

belt - cinturón

besides - además

better - mejor

big - grande

bill - cuenta

book - libro

bone - hueso

bore - cansar

both - ambos

bothered - molesto

to bother - molestar

button - botón

boy - muchacho

blood - sangre

blow - golpe

bread - pan

breakfast - desayuno

to break (reflexive) - partir(se)

to break - partir

to breathe - respirar

breathing - respiración

brief - breve

to bring - traer

bronchitis - bronquitis

brother - hermano

to brush - cepillar(se)

bureau - cómoda, escritorio

but - pero

butter - mantequilla

by - por

C

cafeteria - cafetería

cake - pastel

to call - llamar

cancer - cáncer

card - tarjeta

cardiac - cardíaco

care - cuidado

to care for - cuidar

to carry - llevar

case - caso

cast - yeso

Catholic - católico

certain - cierto

chairs - sillas

to change - cambiar

charge - cargo

chart - cuadro

chart - hoja

chest - pecho

to chew - masticar

chief (masc.) - jefe

chief (fem.) - jefa

chocolate - chocolate

chocolate cake - pastel de chocolate

cirrhosis of the liver - cirrosis hepática

cold - frío

collect - cobrar

to comb one's hair - peinar(se)

to come - venir

comfortable - cómoda(o)

comfortably - cómodamente

to communicate - comunicar

comparative - comparativo

company - compañía

competent - competente

complacient - complaciente

to complain - quejar(se)

complete - completo

completely - completamente

to congratulate - felicitar

conjunctivitis - conjuntivitis

to consent - consentir

contusion - contusión

to converse - conversar

to cook - cocinar

cost - costo

to correct - corregir

corridor - pasillo

to cough - toser

to count - contar

courteous - cortés

cover - tapa

to cover - cubrir

covered - cubierto

cubitus - cúbito

to cure - curar(se)

class - clase

clavicle - clavícula

to clean (brush) - limpiar

clinical chart - hoja clínica

crutch - muleta

D

to dare - atreverse

daughter - hija

day - día

dear - querido(a)

December - diciembre

to decide - decidir

deed - hecho

to delay - demorar
            tardar(se)

to demand - exigir

to demostrate - demostrar

diabetes - diabetes

to dial - marcar (algo)

to diagnose - diagnosticar

to dictate - dictar

to die - morir(se)

diet - dieta

to direct - dirigir(se)

dishes - platos

disturbed - molesto

to do - hacer

to do a favor - hacer el favor

doctor - médico, doctor

door - puerta

down - abajo

to drink - beber

during - durante

E

ear inflammation - otitis

early - temprano

to eat - comer

effort - esfuerzo

effectively - efectivamente

elevator - ascensor

emergency - emergencia

emergency services - servicio de
                      emergencia

Emergency Room - Sala de
                 Emergencia

employee - empleado(a)

to encounter - encontrar

encouragement - aliento

ended - terminado(a)

ending - terminación

English - inglés

enough - bastante

to enjoy - divertir(se)

to enter - entrar

entire - entero

entrance - entrada

error - error

evening - noche

everybody - todo el mundo

everything - todo

to examine - examinar

exercise - ejercicio

to expect - esperar

experience - experiencia

expense(s) - gasto(s)

expert - experto

expressions - expresiones

exit - salida

extra - auxiliar

F

fact - hecho

to fall - caer

to fall down - caer(se)

to fall asleep - dormir(se)

family - familia

fast - rápido

fat - grasa

father - padre

fault - falta

favorite - predilecto(a)

fear - miedo

February - febrero

feed - alimentar(se)

to feel - sentir

to feel better - sentirse mejor

to feel like - ganas de

to feel oneself - sentirse

femur - fémur

file - archivo

to fill - llenar

final - final

fine - bien

to finish - terminar

first - primero

five - cinco

floor - piso

to follow - seguir

foods - alimentos

for - para

foot - pie

to forget - olvidar(se)

to forewarn - presentir

form - formulario

fortunate - afortunado

fracture - fractura

to fracture - fracturar(se)

fractured - fracturado(a)

French - francés

frequently - frecuente

Friday - viernes

friend - amigo

from - de

from now on - a partir de ahora

fullness - llenura, pesadez

future - futuro

G

garden - jardín

to gather - recoger

Germany - Alemania

general - general

to get dressed - vestirse

to get married - casarse

to get up - levantar(se)

girl - muchacha

to give - dar

to give birth - dar a luz, parir

glass - vaso

to go - ir

to go down - bajar

to go far - adelantar

God grant - ¡ojalá!

good - bueno(a)

to go away - irse

go out of - salir

go over - revisar

to go to bed - acostar(se)

to go up - subir

to grab - agarrar

gangrene - gangrena

grateful - agradecido

great - gran

to greet - saludar

ground floor - planta baja

gun - revólver

H

hand - mano

to handle - manejar

handsome - bonita(o), buen mozo

to hand over - entregar

to happen - ocurrir

happy - feliz, contento(a),
    alegrar(se)

hardly - apenas

to have (auxiliary verb) - haber

to have - tener

to have a sore throat - tener
    faringitis

to have arthritis - tener
    artritis

to have breakfast - desayunar(se)

to have cancer - tener cáncer

to have cirrhosis of the liver -
    tener cirrosis hepática

to have conjunctivitis - tener
    conjuntivitis

to have diabetes - tener
    diabetes

to have ear inflammation - tener
    otitis

to have gangrene - tener
    gangrena

to have dermatitis - tener
    dermatitis

to have hepatitis - tener hepatitis

to have laryngitis - tener laringitis

to have leukemia - tener leucemia

to have to - tener que

he - él

head - cabeza

headboard - cabecera

heart - corazón

healthy - saludable

to hear - oír

heart attack - síncope cardiaco

heaviness - pesadez

to help - ayudar

helper - auxiliar

to her - le, a ella (i.o.p.)

here - aquí

hers (fem.) - su

hepatitis - hepatitis

high - alto

him - lo, él (d.o.p.)

to him - le, a él (i.o.p.)

to hinder - impedir

hip - cadera

his (masc.) - su

hit - golpe

hogar - home

to hold - sujetar,
     sostener

horizontally - horizontalmente

hospital - hospital

hospitalized - hospitalizado

hospitalization - hospitalización

hour - hora

house - casa

how - como

how much - cuánto

husband - esposo

to hurry - apresurarse

hurt - herido

to hurt - doler

I

I - yo

yes - si

yet - todavía

yesterday - ayer

you - tú, te, usted, ustedes

to you - te, a ti

to you - le, a usted

your - vuestro(a)(os)(as)

yours - su

young boy - chico, niño

I hope so - ¡ojalá!

illness - enfermedad

to imagine - imaginar

immediately - inmediatamente, enseguida

impatient - impaciente

to impede - impedir

in - en

in a cast - enyesado(a)

in charge of - a cargo

in a short while - dentro de un rato

to indicate - indicar

infection - infección

to inform - informar

information - información

injection - inyección

in pain - adolorido

inside - dentro

instruction - instrucción

insurance - seguro

intelligent - inteligente

intercom - intercomunicador

interest - afán , interés

into - en

in the evening - por la noche

in the Spanish style - a la
española

irregular - irregular

it - lo (d.o.p.)

it's certain - es cierto

J

January - enero

jaw bone - maxilar, quijada

juice - jugo

July - julio

to jump - brincar, saltar

June - junio

K

to keep - guardar

kidney - riñón

kind - clase

to kiss - besar

kitchen - cocina

knee - rodilla

knock - golpe

to know - saber

L

laboratory - laboratorio

lack - falta

large - grande

last night - anoche

laryngitis - laringitis

late - tarde

later - luego

to laugh - reírse

to lead - conducir

to lean on me - apoyarse en mí

to learn - aprender

to leave - salir, dejar

left handed - zurdo(a)

left side - lado izquierdo

leg - pierna

less - menos

to let - dejar

leukemia - leucemia

lift - levantar

to like - gustar

line - fila

to listen - escuchar

little table - mesita

to live - vivir

living room - sala

to look - mirar

luck - suerte

to look for - buscar

to lose - perder

low - bajito

luckily - por suerte

lunch - almuerzo

M

magazine - revista

magnificent - magnífico

make one's way - dirigir(se)

man - hombre

to manage - manejar

to marry - casar

marvellous - maravilloso

March - marzo

mashed potatoes - puré de papas

May - mayo

meal - comida

to mean - significar

measles - sarampión

to measure - medir

meat - carne

medicine - medicina

middle - medio

milk - leche

minutes - minutos

minus - menos

to miss - extrañar

Miss - señorita

mister - señor

the model - modelo

molar (teeth) - muela

moment - momento

Monday - lunes

more - más

morning - mañana

mother - madre

mouth - boca

mount - montar

to move - mover

to move oneself - mover(se)

to move one's bowels - hacer de
        cuerpo, mover el vientre

Mrs. - señora

much - mucho

mumps - paperas

my - mi

N

name - nombre

nationality - nacionalidad

naughty - majadero

nausea - náusea

to need - necesitar

neighbor - vecino(a)

neither...nor - no...ni...ni

nervous - nervioso

neuralgia - neuralgia

never - nunca

next - siguiente

next to - junto

newspaper - periódico

nice - amable

nice - simpática(o)

nice - complaciente

night shift - del turno de
        noche

night table - mesa de noche

no - no

nobody - nadie

noon - mediodía

North American - norteamericano

notebook - cuaderno

notes - notas

nothing - nada

not moving - no moverse

to notice - advertir

to nourish - alimentar(se)

November - noviembre

now - ahora

number - número

O

occasion - ocasión

occur - presentar(se)

to occur - ocurrir

October - octubre

of - de

of course - claro que sí,
        desde luego,
        por supuesto

office - oficina

of the - del

old lady - señora de edad

one must - hay que

only - solamente, sólo

to open - abrir

to operate - operar

opinion - opinión

orange - naranja

order - orden

other - otro(a)

orthopedic - ortopédico

ouch - ¡ay!

ought - deber de

to ought to - deber

ours - nuestro(a),(os),(as)

outside - afuera

P

pain - dolor

palpitations - palpitaciones

pants - pantalones

parallel - paralelo

past - pasado

past - pretérito

to pass - pasar

patient - paciente

patience - paciencia

to pay attention to him - hacerle
caso

peaceful - tranquila(o)

pencil - lápiz

to permit - permitir

peronium - peroné

pharmacy - farmacia

physiotherapy - fisioterapia

to pick up - tomar, coger

pie - pastel

pill - píldora, pastilla

pillow - almohada

to place - colocar

place - poner

please - por favor

platform - plataforma

to play - jugar

pneumonia - pulmonía

policy - póliza

portable - portátil

position - posición

possibly - posiblemente

poor - pobre

pay - abonar

practice - práctica

preferred - preferido

present - presente

to press - apretar

to present - presentar(se)

pressure - presión

the pressure - la presión

to prepare - preparar

pretty - bonito

to prevent - impedir

previously - anteriormente

principle - principio

private - privado

problem - problema

program - programa

to protect - amparar

pulmonary lesion - lesión pulmonar

to push - empujar

to put - poner

to put it/him - ponerlo, ponerle

to put in - poner dentro

Q

questions - preguntas

quickly - pronto

R

radial (bone) - radio

railing - baranda

to raise - subir

to raise - levantar(se)

rapid - rápido

X-rays - radiografías

X-rays - rayos-X

to react - reaccionar

to read - leer

ready - listo

reading - lectura

to realize - darse cuenta

to receive - recibir

reception - recepción

to recover - restablecer

regular - regular

to relieve - aliviar

religion - religión

to release - dar de alta

to remember - recordar(se)

a remembrance - un recuerdo

to repeat - repetir

to repent - arrepentir(se)

to rest - descansar

rest - reposo

restore - restablecer

to resolve - resolver

to return - volver, regresar

return - de vuelta

to review - revisar

ride - montar

right - derecho(a)

right now - ahora mismo

room - cuarto, habitación, salón

root - raíz

rotating - rotativo

to run - correr

S

sad - triste

salt - sal

Saturday - sábado

to say - decir

to say goodbye - despedir(se)

scarlet fever - escarlatina

scene - escena

score - notas

to shave - afeitarse

she - ella

shirt - camisa

school - escuela

should - deber

to show - enseñar, mostrar,
    demostrar

to shudder - gemir

to seat - sentar

seated - sentado(a)

second - segundo

secure - seguro(a)

sedative - sedativo

to see - ver

to seem - parecer

to send - enviar

sentence - oración

September - septiembre

session - sesión

serious - grave

to serve - servir

service - servicio

several - unos (unas), varios

sick person - enfermo

to sign - firmar

sister - hermana

side - lado

since - desde, pues que

sir - señor

to sit down - sentar(se)

simple - simple

siren - sirena

skin disease - dermatitis,
    enfermedad de la
    piel

sleep - sueño

to sleep - dormir

slowly - despacio

small - pequeño

smallpox - viruelas

small window - ventanilla

to smile - sonreír

same - mismo(a)

something - algo

some - algún

so much - tanto

so long - hasta luego

son - hijo

soup - sopa

Spanish - español

to speak - hablar

special - especial

specialist - especialista

to spit - escupir

sport - deporte

Spring - primavera

staircase - escalera

to start - comenzar, empezar

to stay - quedar

state - estado

step - escalón

still - todavía

stocking - media

stone - piedra

to stop - parar(se)

stomach - estómago

strange - extraño

stretcher - camilla

stretcher bearer - camillero

stroke - golpe

strong - fuerte

subscribe - abonar

to suffer - sufrir, padecer

sure - cierto, seguro

surgeon - cirujano

supposed to - deber de

suddenly - de pronto

Sunday - domingo

to support - apoyar

surprise - sorpresa

Summer - verano

sustain - sostener

to suffer - sufrir

to subject - sujetar

supervision - supervisión

substitution - sustitución

sweat - sudor

syringe - jeringuilla

T

to take - tomar, coger, agarrar

take a long time - demorar

to take a bath - bañar(se)

to take away - quitar(se)

to take care of - atender

to take this pill - tomar esta píldora

to take out - sacar

to talk about - conversar de, hablar de

tasty - sabroso

to teach - enseñar

teacher - profesor(a)

technician - técnico

telephone - teléfono

telephone calls - llamadas telefónicas

to tell - decir

ten - diez

thanks - gracias

thankful - agradecido

that - eso(a)

that - aquel, aquella

to the - al

the (article) - el, la los, las

these - estos, estas

to the side of - al lado de

thermometer - termómetro

therefore - por eso

there is, are - hay

the fourth floor - el cuarto piso

them - ellos

the only thing - lo único

things - cosas

to think - pensar

this - este

thirst - sed

those - esos(as)

those (distant) - aquellos, aquellas

thus - así

three - tres

Thursday - jueves

tibia - tibia

tie - corbata

to tire - cansar

tired - cansado

time - tiempo

times - veces

to - a

today - hoy, hoy mismo

to tolerate - tolerar

tongue - lengua

toothbrush - cepillo de dientes

toothpaste - dentífrico, pasta dentífrica

to translate - traducir

a tranquilizer - calmante

translation - traducción

tray - bandeja

to treat - tratar

treatment - tratamiento

truth - verdad

to try to - tratar de

Tuesday - martes

turn - turno

TV set - aparato de televisión

two - dos

twenty - veinte

type - clase

typhus - tifus

U

to understand - comprender, entender

uncle - tío

unit - unidad

university - universidad

unpleasant - desagradable

until - hasta, hasta que

until later - hasta luego

up - arriba

upset - molesto

urine - orine

to use - usar(se)

V

vaccine - vacuna

vegetable - vegetal

verb - verbo

very - muy, mismo(a)

to visit - visitar

visiting hours - horas de visita

vomit - vómito

to vomit - vomitar

W

to wait for - esperar

to walk - caminar

to walk away - marchar(se)

to want - querer, desear

to want to - tener ganas de

wash basin - vasijilla

to wash - lavar(se)

water - agua

we - nosotros(as)

week - semana

weak - débil, desfallecido

weary - cansado

Wednesday - miércoles

well - bien

what - que

wheel chair - silla de ruedas

when - cuando

where - donde

which ones - cuáles

whom - quien

who - quien

wife - esposa

Winter - invierno

to wish - querer,
            desear

wishes - deseos

with - con

with me - conmigo

without - sin

world - mundo

word - palabra

to work - trabajar

to worry - preocupar(se)

wounded - herido

wound - herida

to write - escribir

to write a check - hacer un cheque

X

to x-ray - hacerle radiografías

x-ray room - cuarto de rayos x

WORKBOOK

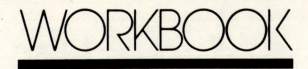

SPANISH FOR NURSES

& ALLIED HEALTH SCIENCE STUDENTS

Prepared by
Kingsborough Community College of the City University of New York

PROJECT DIRECTOR DR. JULIO E. HERNÁNDEZ-MIYARES, Ph.D.
MAIN RESEARCHER DR. ELIO ALBA, Ph.D.

Arco Publishing Company, Inc.
New York

PREFACE

This Workbook is a supplement to <u>Spanish for Nurses and Allied Health Science Students</u>. It consists of a wide variety of additional exercises to be used in the classroom, at home or in the Language Laboratory. It is recommended that all Workbook exercises be completed after exposure to each Unit of the Text, thus verifying total comprehension of the material.

This Workbook also emphasizes written aspects of the language. It will serve as positive reinforcement for the material already learned, through systematic repetition of vocabulary and sentence structure.

UNIT I

Name _____

Section _____

Date _____

Dictation

A. Write the sentences given by your Instructor:

_____

_____

_____

_____

_____

_____

_____

B. Fill in the blanks with the corresponding subject pronouns:

1. _____ tienen dolor en un brazo. (they - masculine)

2. _____ voy a llamar a la ambulancia. (I)

3. _____ vamos al hospital hoy. (we)

4. _____ está en el jardín de atrás. (she)

5. _____ esperamos al médico. (we)

6. _____ pueden jugar a la pelota. (they - feminine)

7. _____ puedo tolerar el dolor. (I)

8. _____ venimos con la enfermera. (we)

C. Give the corresponding definite and indefinite articles for the following words:

		Definite	Indefinite
1.	casa	_____	_____
2.	dolor	_____	_____
3.	sed	_____	_____
4.	teléfono	_____	_____
5.	camilleros	_____	_____
6.	hombre	_____	_____
7.	sirena	_____	_____
8.	accidente	_____	_____
9.	orden	_____	_____
10.	señor	_____	_____
11.	número	_____	_____
12.	hijo	_____	_____
13.	hospital	_____	_____
14.	agua	_____	_____
15.	jardín	_____	_____
16.	árbol	_____	_____

D. Answer the following questions:

1. ¿Juega el muchacho a la pelota?

    _____

2. ¿Llamó María al hospital?

    _____

3. ¿Tomó agua la chica?

    _____

4. ¿Irá Juan a la casa?

    _____

5. ¿Es María la hermana del chico?

    _____

6. ¿Es Ana la madre de María?

    _____

7. ¿Tiene sirena la ambulancia?

    _____

8. ¿Ponen los camilleros a Ana en la camilla?

    _____

9. ¿Quién marca el número 925?

    _____

10. ¿Se partió Juan un brazo?

    _____

E. Complete the following sentences with the corresponding
    form of the present indicative:

1. Juan _____ en el suelo. (estar)

2. La madre _____ al jardín del fondo. (correr)

3. Yo no _____ tolerar el dolor. (poder)

4. A Juan le _____ la pierna. (doler)

5. Nosotros _____ pronto al hospital. (ir)

6. El muchacho tiene sed y _____ agua. (beber)

7. Uds. _____ que Juan se partió una pierna. (creer)

8. ¿ Quién _____ el agua? (traer)

F. Rewrite the sentences making the necessary changes
    according to the new subject:

1. Ana trae el agua. (nosotros)

    _____

2. El médico habló con Juan. (los médicos)

    _____

3. Van en la ambulancia. (ella)

    _____

4. La ambulancia tiene una sirena. (las ambulancias)

    _____

5. La enfermera vendrá a la una. (yo)

    _____

6. Ustedes llaman al servicio de emergencia. (María)

   _____

7. María entró en la casa. (Los amigos)

   _____

8. ¿ Dónde está Juan? (Ustedes)

   _____

G. Change to the plural:
   1. Yo voy a la casa.

      _____

   2. El camillero vino en la ambulancia.

      _____

   3. Ud. está en el jardín del fondo.

      _____

   4. El señor tiene un dolor en la pierna.

      _____

   5. La enfermera habló con un enfermo.

      _____

H. Write in Spanish the following words:
   1. backyard   _____
   2. stretcher bearer   _____
   3. leg   _____

4. pain _____

5. siren _____

6. mother _____

7. ambulance _____

8. sister _____

9. thirst _____

10. to listen _____

I. I. Change into questions:

1. Nosotros vamos al hospital.

_____

2. Juan está en el jardín.

_____

3. Ella tiene dolor en una pierna.

_____

4. La mamá entró en la casa.

_____

5. Ana no llamó a su mamá.

_____

6. Juan pedirá un vaso de agua a Ana.

_____

J. Conjugate the verbs in parenthesis in the tenses
    indicated:

		Present	Preterit	Future
(pedir)	yo	_____	_____	_____
(entrar)	Ud.	_____	_____	_____
(ser)	nosotros	_____	_____	_____
(salir)	Uds.	_____	_____	_____
(poner)	ellos	_____	_____	_____
(sentir)	ella	_____	_____	_____
(escuchar)	él	_____	_____	_____
(tomar)	yo	_____	_____	_____
(recibir)	nosotros	_____	_____	_____
(jugar)	Ud.	_____	_____	_____
(preguntar)	él	_____	_____	_____
(caer)	Uds.	_____	_____	_____
(contestar)	nosotros	_____	_____	_____
(tener)	ellas	_____	_____	_____
(traer)	ella	_____	_____	_____
(ir)	yo	_____	_____	_____
(estar)	nosotros	_____	_____	_____

K. Underline the conjugated verbs in the following
paragraph and then rewrite the fragment with the
verbs in the preterit tense:

1. María entra en la casa para llamar a la ambulancia.
Toma el teléfono y marca el número 911. María
pide una ambulancia. Unos minutos más tarde se
escucha la sirena de la ambulancia. Llegan dos
camilleros con una camilla y van al jardín de la
casa. Los camilleros ponen a Juan en la camilla
y van en la ambulancia para el hospital. María,
la madre de Juan, va con ellos en la ambulancia.

2. _____

   _____

   _____

   _____

   _____

   _____

   _____

L. Underline the conjugated verbs in the following
paragraph and then rewrite the paragraph with the
verbs in the future tense.

1. Juan juega a la pelota en el jardín de la casa. De
pronto cae al suelo y siente mucho dolor en la pierna. Llama a su mamá, que está en la casa. Su hermana Ana lo escucha y llama también a la madre. María,
la madre de Juan, sale al jardín y le pregunta si tiene
mucho dolor. Juan dice que sí, que le duele mucho la
pierna. La mamá entra en la casa para llamar a la
ambulancia. Juan tiene mucha sed y pide un vaso de
agua a su hermana Ana.

2. _____
_____
_____
_____
_____
_____
_____
_____

M. Give the following sentences in Spanish:

1. John is playing ball in the garden of his home.

   _____

2. His sister Ann hears him and also calls her mother.

   _____

3. John is there with his sister Ann.

   _____

4. She picks up the telephone.

   _____

5. His mother is inside the house.

   _____

6. Two hospital attendants arrive with a stretcher.

   _____

7. The attendants place John on the stretcher.

   _____

8. The boy is very thirsty.

   _____

N. Answer the following questions in Spanish:

    1. ¿Cómo se llama su mamá?

    _____

    2. ¿Cómo se llama tu papá?

    _____

    3. ¿Cuál es la dirección de su casa?

    _____

    4. ¿Cuál es su número de teléfono?

    _____

    5. ¿Desea Ud. hablar español?

    _____

    6. ¿Tiene Ud. mucha sed?

    _____

    7. ¿Tiene Ud. hambre?

    _____

    8. ¿Tienen Uds. dolor en la pierna?

    _____

    9. ¿Cómo se llama su médico?

    _____

   10. ¿Toma Ud. agua en casa o en el hospital?

    _____

UNIT II

Name _____

Section _____

Date _____

Dictation

A. Write the sentences given by your Instructor:

_____

_____

_____

_____

_____

_____

B. Fill in the blanks with the corresponding subject pronouns:

1. _____ necesitamos tratamiento médico. (we)

2. _____ tiene que tomar esta píldora. (she)

3. _____ nació en los Estados Unidos. (he)

4. _____ veo a los camilleros. (I)

5. _____ acompañan a Juan. (you - polite plural)

6. _____ traen el agua. (they - femenine)

7. _____ vivimos en Brooklyn. (we)

8. _____ habló muy despacio. (he)

9. _____ examinan la pierna. (they - masculine)

10. _____ llegaron en la ambulancia. (they - masculine)

C. Give answers to these questions in the appropriate tense:

1. ¿Cómo llegó Ud. al hospital?

   _____

2. ¿Tiene Ud. dolor de cabeza?

   _____

3. ¿Hablará Ud. con el médico mañana?

   _____

4. ¿Dónde nació Ud.?

   _____

5. ¿Trajo Ud. el libro de español?

   _____

6. ¿Cómo se llama su médico?

   _____

D. Fill in the blanks with the corresponding form of the
   adjective:

   1. (bueno) los camilleros son _____

   2. (español) la enfermera es _____

   3. (francés) la madre es _____

   4. (izquierdo) la pierna _____

   5. (inteligente) el médico es _____

E. Fill in the blanks with the corresponding form of
   SER or ESTAR:

   SER

   1. Esta _____ la oficina de admisión.

   2. ¿ Quién _____ el médico de la familia?

   3. Nosotros _____ los padres de Juan.

   4. Usted _____ norteamericano.

   5. Ustedes _____ de los Estados Unidos.

   6. ¿ Quiénes _____ los médicos del hospital?

   ESTAR

   1. El chico _____ en el suelo.

   2. ¿ _____ nosotros enfermos?

   3. Ana y María _____ en la casa.

4. El médico _____ en el hospital.

5. Juan y la enfermera _____ en la sala de emergencia.

6. El padre de Juan _____ en la oficina.

7. La pierna _____ partida.

8. Yo _____ jugando a la pelota.

F. Rewrite the sentences making the necessary changes according to the new subject:

1. Vamos a llamar al hospital. (él)

   _____

2. Tenemos que estudiar la lección. (Uds.)

   _____

3. Necesitan tratamiento médico. (yo)

   _____

4. María acompañó a su hijo. (Ud.)

   _____

5. Pedro irá en la ambulancia. (nosotros)

   _____

6. Llevan al paciente al cuarto. (Ud.)

   _____

7. Van a llenar la planilla de admisión. (nosotros)

   _____

8. ¿Cuántos años tiene Juan? (Juan y Ana)

   _____

G. Complete the following sentences with the corresponding form of the <u>preterit</u> tense:

1. María _____ a Juan. (acompañar)

2. Nosotros _____ en la ambulancia. (ir)

3. El médico _____ la pierna. (examinar)

4. María _____ acompañar a su hijo. (poder)

5. ¿_____ Ud. en Brooklyn? (nacer)

6. Ana y yo _____ que tomar el jugo. (tener)

7. Uds. _____ con el médico ayer. (hablar)

H. Complete the following sentences with the corresponding form of the <u>future tense</u>:

1. La madre _____ la planilla de admisión. (llenar)

2. ¿Quién _____ una ambulancia? (necesitar)

3. La póliza _____ a toda la familia. (amparar)

4. Nosotros _____ el agua. (traer)

5. Los camilleros _____ en seguida. (llegar)

6. Juan _____ la boca. (abrir)

I. Write in the negative the following sentences:

1. El muchacho juega a la pelota.

   _____

2. María salió al jardín.

   _____

3. ¿Está Ana en la casa?

   _____

4. Nosotros tenemos mucha sed.

   _____

5. ¿Entra la madre en la ambulancia?

   _____

6. La hermana no escuchará a Juan.

   _____

7. ¿Toma la mamá el teléfono?

   _____

8. Los camilleros vienen en la ambulancia.

   _____

J. Write the following words in Spanish:

   to be born _____   right _____

   clerk _____   left _____

   foot _____   fracture _____

   shirt _____   arm _____

   head _____   to help _____

   outside _____   office _____

   emergency _____   age _____

K. Answer the following questions in the negative:

1. ¿Es dominicano Juan?

   _____

2. ¿Hablaron Uds. con el Dr. Hernández?

   _____

3. ¿Puede Ud. acompañar a su hijo?

   _____

4. ¿Llenó María la planilla de admisión?

   _____

5. ¿Se cayó Juan en la oficina?

   _____

6. ¿Es ésta la oficina de admisión?

L. Conjugate the verbs in parenthesis in the tenses and persons indicated:

	Preterit	Future	Present
(quitar) yo	_____	_____	_____
(ayudar) Ud.	_____	_____	_____
(recibir) ellos	_____	_____	_____
(sentir) nosotros	_____	_____	_____
(ver) ellas	_____	_____	_____
(dejar) yo	_____	_____	_____
(llenar) Uds.	_____	_____	_____
(jugar) él y yo	_____	_____	_____

M. Underline the conjugated verbs in the following passage
and then rewrite it with the verbs in the preterit tense:

1. María y Juan llegan a la sala de admisión. La empleada llama al médico del hospital y la enfermera
lleva a Juan a la sala de emergencia. María llena
la planilla de admisión con la empleada. La empleada
le pregunta el nombre del muchacho, la edad, la religión y la nacionalidad. Cuando la empleada tiene
toda la información, María puede ir a ver a Juan al
cuarto número dos.

2. _____

_____

_____

_____

_____

_____

_____

_____

N. Underline the conjugated verbs in the following passage and then rewrite it with the verbs in the future tense:

1. La empleada termina de llenar la planilla de admisión y se la da a la enfermera. La enfermera va al cuarto número dos y se acerca a la camilla de Juan. A los pocos minutos llega el doctor Morales. El doctor examina la pierna de Juan y le hace unas preguntas. A Juan le duele mucho la pierna izquierda. María entra en el cuarto y habla con el doctor Morales. El doctor le dice que hay que hacerle unas radiografías. El médico llena el modelo con las instrucciones. La enfermera lleva a Juan a la sala de Rayos X.

2. _____

_____

_____

_____

_____

_____

_____

_____

Ñ. Write in Spanish:

1. Mary and John arrive at the Admissions Office.

   _____

2. Can I accompany my son?

   _____

3. I will call the hospital doctor immediately.

   _____

4. What is your telephone number, please?

   _____

5. I believe I have all the information.

   _____

6. He will arrive shortly.

   _____

7. He was born on March 5, 1963.

   _____

8. How old is the boy?

   _____

O. Answer in Spanish:

1. ¿Cuántos años tiene Ud.?

   _____

2. ¿Cuándo nació su papá?

   _____

3. ¿Tiene Ud. alguna póliza de seguro?

   _____

4. ¿Nació Ud. en los Estados Unidos?

   _____

5. ¿En qué calle vive Ud.?

   _____

6. ¿En qué ciudad viven Uds.?

   _____

7. ¿Habla Ud. inglés o español con el médico?

   _____

8. ¿Es su médico norteamericano?

   _____

UNIT III

Name _____

Section _____

Date _____

Dictation

A. Write the sentences given by your Instructor:

_____

_____

_____

_____

_____

_____

B. Fill in the blanks with the corresponding subject pronouns:

   1. _____ vendrá en seguida. (He)

   2. _____ le pone la inyección a Juan. (she)

   3. _____ nos alarmamos mucho. (we)

   4. _____ decidimos operar al muchacho. (you and I)

   5. _____ le enyesarán la pierna. (she and you)

C. Supply the corresponding definite or indefinite
   article when necessary:

   1. _____ señor Juan González necesita ir al hospital.

   2. Juan quiere ser _____ médico.

   3. Nosotros no deseamos comer en _____ restaurante ahora.

   4. Hay que llamar a _____ ambulancia en seguida.

   5. Yo hablaré con _____ especialista de huesos.

   6. María habló con _____ doctor Morales.

   7. ¿Tiene Ud. _____ automóvil grande?

   8. En el hospital hay _____ buen médico ortopédico.

D. Answer the following questions:

   1. ¿Cómo se llama su médico?

   _____

   2. ¿Cuál es su hospital?

   _____

   3. ¿Dónde está situado su hospital?

   _____

   4. ¿Va Ud. al hospital con frecuencia?

   _____

   5. ¿Hay enfermeras bonitas en el hospital?

   _____

   6. ¿Va Ud. al hospital en automóvil o en autobús?

   _____

E. Complete the following sentences with the corresponding
    form of the present indicative:

    1. Su mamá y su hermana _____ pasar todo el día
        con él. (poder)

    2. Yo _____ a ponerte una inyección. (ir)

    3. El dolor se _____ con una inyección. (aliviar)

    4. El cuarto _____ un televisor. (tener)

    5. ¿_____ él especialista de huesos? (ser)

F. Complete the following sentences with the corresponding
    form of the preterit tense:

    1. El médico _____ a Juan. (operar)

    2. El especialista se alarmó cuando _____ la
        pierna de Juan. (ver)

    3. Los padres _____ las muletas a la farmacia. (ordenar)

    4. La enfermera no le _____ la pierna. (examinar)

    5. El muchacho no _____ muletas antes. (usar)

G. Complete the following sentences with the corresponding
    form of the future tense:

    1. Juan _____ muletas por seis semanas. (usar)

    2. Esos pacientes _____ que hacer ejercicios todos
        los días. (tener)

3. El dolor _____ al muchacho. (molestar)

4. Le _____ la pierna y el brazo. (enyesar)

5. Nosotros nos _____ en el hospital. (quedar)

H. Fill in the blanks with the corresponding form of SER
or ESTAR:

1. El cuarto de Juan _____ privado y grande.

2. Juan _____ acostado en la cama.

3. Junto a él _____ María y Ana.

4. Las enfermeras _____ muy bonitas hoy.

5. El doctor Morales _____ especialista de
huesos.

I. Rewrite the following sentences, making the necessary changes
according to the new subject in parenthesis:

1. La enfermera sale del cuarto. (los médicos)

   _____

2. Es usted muy amable. (ustedes)

   _____

3. Él examinó ya las radiografías. (ellos)

   _____

4. El doctor decidirá la operación. (los especialistas)

   _____

5. ¿Tiene Ud. que hacerle un análisis a Juan? (nosotros)

   _____

6. ¿Creen ellos que hay que operar a María? (usted)

_____

7. No le puedo decir. (nosotros)

_____

8. El enfermo tendrá mucha sed. (los pacientes)

_____

J. Write the following words in Spanish:

1. moment _____

2. day _____

3. too, also _____

4. chair _____

5. still, yet _____

6. to calm _____

7. to put _____

8. foot _____

9. blood _____

10. both _____

K. Answer the following questions in the negative:

1. ¿Se siente Ud. bien ahora?

_____

2. ¿Vendrá el doctor en seguida?

_____

3.   ¿Duele mucho esta inyección?

_____

4.   ¿Cree usted que operarán a Juan?

_____

5.   ¿Tiene Ud. que hacerle un análisis a Juan?

_____

6.   ¿Es Ud. muy amable?

_____

7.   ¿Le enyesarán la pierna a Juan?

_____

8.   ¿Le quedará bien la pierna al enfermo?

_____

L.   Underline the conjugated verbs in the following passage
and then rewrite it with the verbs in the preterit
tense:

1.   Cuando la enfermera sale del cuarto, María sale
     también. María pregunta a la enfermera a qué hora
     viene el especialista. La enfermera contesta que
     el doctor viene a las diez de la mañana. El espe-
     cialista ordena hacerle a Juan análisis de orina y
     de sangre.

2. _____

_____

_____

_____

_____

_____

_____

M. Underline the conjugated verbs in the following passage and then rewrite it with the verbs in the <u>future tense</u>:

1. El doctor Ruiz va a ver a Juan. Le examina la pierna otra vez. Dice que la fractura no es grave. Por eso no tiene que operarlo. A Juan hay que enyesarle la pierna. María está más tranquila ahora. Ella compra unas muletas para Juan. Él no puede apoyar la pierna y tiene que llevar la pierna enyesada por seis semanas.

2. _____

_____

_____

_____

_____

_____

_____

_____

N. Write the following sentences in Spanish:

1. John's doctor is a bone specialist. (orthopedist)

_____

2. Mary and Ann are spending the entire day with him.

_____

3. The nurse is very pretty and therefore the boy is
    very happy.

_____

4. The patient is lying in bed.

_____

5. The nurse is going to give the boy an injection.

_____

6. There is a bed, two chairs and a television set.

    _____

7. Sara wants to know if it is a serious fracture.

    _____

8. The specialist ordered blood and urine analyses.

    _____

9. Margaret asks the nurse when is the specialist coming.

    _____

10. The nurse said that the doctor has to decide.

    _____

11. The patient is in the hospital in a large private room.

    _____

12. The nurse will say that the injection is not very
    painful.

    _____

<u>UNIT IV</u>

Name _____

Section _____

Date _____

<u>Dictation</u>

A. Write the sentences given by your Instructor:

_____

_____

_____

_____

_____

_____

_____

_____

_____

B. Fill in the blanks with the corresponding subjects in parenthesis:

1. _____ es grande. (the pillow)

2. _____ comen en la cafetería. (the nurses
                                                      fem.)

3. _____ tendrá que caminar con muletas. (the
                                                             boy)

4. _____ se llama Pedro. (John's father)

5. _____ no quiere despertarlo. (John's mother)

- 33 -

6. _____ salió del cuarto. (she)

7. _____ ordenamos las radiografías. (we)

8. _____ avisaron a la enfermera. (you and
                                              they m.)

9. _____ le puso una inyección. (you,
                                              polite, sing.)

10. _____ me acosté en la cama. (I)

11. _____ pasamos el día en el hospital.
                                              (You and I)

12. _____ lo haremos mañana. (we)

C. Answer the following questions in the negative:

1. ¿Va Ud. al hospital?

   _____

2. ¿Tuvo Ud. dolor de cabeza ayer?

   _____

3. ¿Decidió el médico operar a Juan?

   _____

4. ¿Llegó el padre temprano?

   _____

5. ¿Tratará María de pasar más tarde?

   _____

6. ¿Ordenó Pedro las muletas?

   _____

7. ¿Trabaja la muchacha en una farmacia?

_____

8. ¿Tendrá el joven enyesada la pierna por un mes?

_____

D.   Complete the sentences with the corresponding contraction
     AL or DEL:

1. María y su hijo van _____ hospital.
2. El Dr. Ruiz es el médico _____ hospital.
3. Antonio fue _____ cuarto del enfermo.
4. Los camilleros llevan a Juan _____ salón de emergencia.
5. La habitación _____ muchacho es privada y grande.

E.   Rewrite the following sentences using the adjective in
     parenthesis in the appropriate form:

1. María es (norteamericano).

_____

2. Las enfermeras son (bonito).

_____

3. Los cuartos del hospital son (grande).

_____

4. Juan no tiene el brazo (partida).

_____

5. Las ambulancias son (rápido).

_____

F. Change to the plural:

1. Yo estoy comiendo mucho en estos días.

   _____

2. Ella tiene una almohada grande en su cama.

   _____

3. Yo tendré que comprar la muleta para el enfermo.

   _____

4. El niño se cayó ayer en el patio.

   _____

5. ¿Es seguro el diagnóstico?

   _____

6. Yo visitaré al enfermo por la tarde.

   _____

7. Él tendrá que caminar con muleta.

   _____

8. Ud. trató de tomar jugo.

   _____

9. El padre tendrá que escribir una carta.

   _____

10. ¿Qué ordenará Ud. en la farmacia?

    _____

G. Complete the following sentences with the corresponding word given below:

1. Le hicieron muchas _____

2. El Dr. Ruiz es el _____ de huesos.

3. Es una _____ simple de la tibia.

4. Habla _____ porque el muchacho está _____

5. Yo lo _____ esta misma _____

6. Tendrá que _____ con muletas.

7. Pedro no quiere _____ a Juan.

8. Te voy a dar otra _____ para el dolor.

9. El jugo no está muy _____

10. Pedro no va _____ hospital.

a) al		g) caminar
b) especialista		h) frío
c) despertar		i) dormido
d) haré		j) radiografías
e) tarde		k) bajito
f) pastilla		l) fractura

H. Write a full sentence with each of the given words:

1. cardíaco

    _____

2. la respiración

    _____

3. sedativo

    _____

4. alimentarse

_____

5. píldoras

_____

I. Complete the following sentences with the corresponding form of the verb in parenthesis in the present tense:

1. El Dr. Ruiz _____ el especialista de huesos. (ser)

2. Le _____ muchas radiografías. (hacer)(ellos)

3. Juan _____ muy molesto. (estar)

4. El muchacho _____ una pierna.(partirse)

5. ¿Cuántos días _____ él que llevar el yeso? (tener)

6. Te _____ a dar otra píldora para el dolor. (ir)(ella)

7. A veces me _____ mucho la pierna. (dolor)

8. No me _____ muy bien hoy. (sentir)

9. Mi tía Juana _____ que fue un síncope. (decir)

10. Tía Rebeca_____ todos los programas de televisión. (ver)

J. Rewrite the sentences in the previous exercise with the given verbs in the preterit tense:

1. _____

2. _____

3. _____

4. _____

5. _____

6. _____

7. _____

8. _____

9. _____

10. _____

K. **Rewrite the sentences given in exercise I using the verbs in the _future_ tense:**

1. _____

2. _____

3. _____

4. _____

5. _____

6. _____

7. _____

8. _____

9. _____

10. _____

L. Translate into Spanish:

1. The patient is sleepy.

   _____

2. Are you feeling comfortable?

   _____

3. How did you sleep last night?

   _____

4. You have to feed yourself well.

   _____

5. Sometimes my leg hurts.

   _____

6. I will give you a pill for the pain.

   _____

7. They spent the night at the hospital.

   _____

8. She is working now at the hospital.

   _____

9. The boy is resting on the bed.

   _____

10. John drinks the orange juice and eats a chocolate pie.

   _____

UNIT V

Name _____

Section _____

Date _____

Dictation

A. Write the sentences given by your Instructor:

_____

_____

_____

_____

_____

_____

_____

_____

_____

B. Write the following numbers in Spanish:

5	_____	53	_____
10	_____	100	_____
11	_____	204	_____
27	_____	18	_____
9	_____	31	_____

C. Translate into Spanish:

1. It is 10:00 A.M.

_____

2. It is 9:45 P.M.

_____

3. At 2:30 P.M.

_____

4. At 1:07 P.M.

_____

5. It is 8:15 A.M.

_____

6. It is 11:35 P.M.

_____

7. At 7:48 A.M.

_____

8. It is 1:34 A.M.

_____

D. Give the following dates in Spanish:

1. December 25, 1974

_____

2. February 14, 1940

_____

3. March 10, 1927.

_____

4. April 12, 1931

_____

5. June 30, 1878

_____

6. August 21, 1968

_____

7. July 4, 1776

_____

8. October 12, 1492

_____

9. September 29, 1673

_____

10. November 11, 1915

_____

11. January 1, 1259

_____

12. May 20, 1902

_____

E. Answer the following questions in Spanish:

1. ¿Qué fecha es hoy?

_____

2. ¿Qué día es hoy?

_____

3. ¿Fue jueves ayer?

_____

4. Y hoy, ¿es sábado?

_____

5. ¿Qué día será mañana?

_____

6. ¿Qué hora es?

_____

7. ¿A qué hora es la clase de español?

_____

8. ¿Estamos ahora en primavera?

_____

9. ¿Hay clases en el verano?

_____

10. ¿Cuáles son los meses de invierno?

_____

F. Write full sentences using the following Spanish
words:

1. (invierno)

_____

2. (encontrar)

_____

3. (píldoras)

_____

4. (fractura)

_____

5. (ambulancia)

_____

G. Complete the following sentences with the corresponding form
of SER or ESTAR:

1. Washington _____ la capital de los Estados Unidos.

2. Washington _____ en los Estados Unidos.

3. Mi abuela _____ francesa.

4. Mi abuelo _____ en Francia.

5. El médico _____ enfermo.

6. La enfermera _____ de vacaciones.

7. Mi médico _____ muy buen especialista en huesos.

8. La ambulancia _____ en el hospital.

9. Ana _____ comiendo en la cafetería.

10. Yo _____ en la sala de emergencia.

11. El cuarto _____ privado y grande.

12. El médico _____ examinando las radiografías.

H. Write a full sentence with the corresponding form of the **preterit tense** for the following verbs and subjects:

1. (tú) (sanar)

   _____

2. (yo) (mostrar)

   _____

3. (Uds.) (encontrar)

   _____

4. (ellas) (tranquilizar)

   _____

5. (nosotras) (poner)

   _____

6. (ellos) (pasar)

   _____

7. (yo) (comer)

   _____

8. (tú) (querer)

_____

9. (Ud.) (llegar)

_____

10. (ellos) (estar)

_____

I. Write a full sentence with the corresponding form of the future tense for the verbs and subjects given:

1. (nosotros) (trabajar)

_____

2. (ellos) (tener)

_____

3. (tú) (escribir)

_____

4. (yo) (ordenar)

_____

5. (él) (dormir)

_____

6. (ellas) (salir)

_____

7. (nosotras) (avisar)

_____

8. (yo) (hacer)

_____

9. (Ud.) (decidir)

_____

10. (Uds.) (enyesar)

_____

J. Rewrite the sentences according to the new subject given:

1. El médico está cansado. (Model)

Mis tíos _____ .

Mi hermana Ana _____ .

Las enfermeras _____ .

Mamá y yo _____ .

2. La enfermera es buena. (Model)

El especialista _____ .

Los camilleros _____ .

Las pastillas y las cucharadas _____ .

La enfermera y el médico _____ .

K. Translate into Spanish:

1. I am Peter's father.

_____

2. It is a pleasure to meet you.

_____

3. A double fracture is very serious.

_____

4. In June, we will take off the cast.

_____

5. The X-rays show that it is a simple fracture.

_____

6. My doctor informed me yesterday of your diagnosis.

_____

7. What time is it, please?

_____

8. I will give instructions for the Physiotherapy session.

_____

9. Joseph will have to be in the hospital until Wednesday.

_____

10. How is Tom doing today?

_____

UNIT VI

Name _____

Section _____

Date _____

Dictation

A. Write the sentences given by your Instructor:

_____

_____

_____

_____

_____

_____

_____

_____

_____

B. Write in Spanish:

1. this boy _____

2. these boys _____

3. that nurse (fem.) _____ (distant)

4. those nurses (fem.) _____ (nearby)

5. this doctor _____

6. these doctors _____

7. that hospital _____ (distant)

8. those hospitals _____ (nearby)

9. this ambulance _____

10. these ambulances _____

11. that toothbrush _____ (distant)

12. those toothbrushes _____(nearby)

C. Write in Spanish:

1. my room _____

2. my nurses (fem.) _____

3. his leg _____

4. her head _____

5. our arms _____

6. your television set _____(fam. sing.)

7. your diagnosis _____(polite, sing.)

8. our father _____

9. our mother _____

10. her sister _____

11. our magazine _____

12. his breakfast _____

D. Complete the following sentences to express the appropriate comparisons:

1. Juan está _____ enfermo _____ Pedro. (superiority)

2. Nuestro médico es _____ inteligente _____ el de Juan. (superiority)

3. Este hospital es _____ caro _____ el otro.
   (inferiority)

4. Mi hermana es _____ bonita _____ tu hermana.
   (equality)

5. Su casa es _____ hermosa _____ mi casa.
   (inferiority)

E. Rewrite the following sentences replacing the underlined words by the corresponding absolute superlative:

1. El médico es bueno.

   _____

2. La ambulancia es rápida.

   _____

3. Las enfermeras son bellas.

   _____

4. La enfermedad de Juan es grave.

   _____

5. Mamá estaba cansada.

   _____

6. Los médicos están preocupados.

   _____

7. Juan hará unos ejercicios fuertes.

   _____

8. El hospital tiene muchos cuartos.

   _____

9. La pierna me duele <u>mucho</u>.

_____

10. La ambulancia irá <u>pronto</u>.

_____

F. Complete the sentences with the corresponding form of the verb in the <u>future tense</u>:

1. (sanar) El paciente _____ muy pronto.

2. (indicar) Los especialistas _____ el tratamiento.

3. (usar) La enfermera _____ una jeringuilla.

4. (encontrar) Nosotros te _____ en la sala de fisioterapia.

5. (mostrar) Las radiografías _____ los huesos fracturados.

G. Complete the following sentences with the corresponding form of the verb in the <u>preterit tense</u>:

1. (acercar) La enfermera _____ la mesita a la cama.

2. (poner) Los empleados _____ las bandejas sobre la mesa.

3. (levantar) El enfermo _____ la tapa de los platos.

4. (cocinar) Mi mamá _____ ayer a la

                    española.

5. (empezar) Nosotros _____ a comer pan

                    con mantequilla.

H. Complete the following sentences with the corresponding form of the verb in the <u>imperfect tense</u>:

1. (significar) Eso _____ que ella te estaba

                    cuidando bien.

2. (apretar) Juan _____ el botón para

                    llamar a la enfermera.

3. (creer) Yo _____ que ella se parecía a

                    mamá.

4. (regañar) Las enfermeras me _____ todos

                    los días, cuando estaba en el hospital.

5. (entrar) Nosotros siempre _____ en el

                    hospital.

I. Complete the following sentences with the corresponding form of the verb in the <u>present tense</u>:

1. (tratar) ¿Cómo te _____ nosotros en el

                    hospital?

2. (limpiarse) El niño se _____ los dientes dos

                    veces al día.

3. (regresar) Las enfermeras _____al cuarto

                    en seguida.

4. (terminar) Yo _____ de comer a las ocho.

5. (traer) Nosotros le _____ el periódico al

médico.

J. Complete the following sentences with the word in parentheses:

1. La enfermera _____ al cuarto del enfermo. (return)

2. La niña se limpia _____.(teeth)

3. Yo almuerzo en la _____. (school)

4. Estoy _____ porque comiste bien. (happy)

5. Mis amigos me trajeron el _____. (newspaper)

K. Answer the following questions:

1. ¿Quién tiene más libros, Pedro o Rosa?

_____

2. ¿Cómo se llama este hospital?

_____

3. ¿Le gusta a usted ese dentífrico?

_____

4. ¿Lavó usted mi vaso?

_____

5. ¿Tienen ellos nuestro periódico?

_____

6. ¿Es de Mario aquel televisor?

_____

7. ¿Estudiaron ustedes en aquella escuela?

_____

8. ¿Le gusta a usted esa enfermera?

_____

9. ¿Cuántas veces se cepilla usted los dientes?

_____

10. ¿Leen mucho ustedes por la noche?

_____

11. ¿Le dolía al médico la pierna?

_____

12. ¿Apretaba   usted el botón para llamar a la
enfermera?

_____

_____

L. Translate into Spanish:

1. Here is your food.

_____

2. When my leg hurts, I feel bad.

_____

3. If you need me, do not fail to press the button.

_____

4. I will come immediately.

    _____

5. That means that I am taking good care of you.

    _____

6. The meal was very tasty.

    _____

7. Let's see if the doctor has the same opinion.

    _____

8. Do you brush your teeth three times a day?

    _____

9. I am feeling very well already.

    _____

10. Do you know when they are going to release me?

    _____

UNIT VII

Name _____

Section _____

Date _____

Dictation

A. Write the sentences given by your Instructor:

_____

_____

_____

_____

_____

_____

_____

_____

_____

_____

B. Fill the blanks with the corresponding subjects in parentheses:

1. _____ fue al cuarto de Juan. (the nurse)

2. _____ bebieron mucho jugo de naranja. (they (m.))

3. _____ son muy buenos. (food)

4. _____ está en la mesita. (dish)

5. _____ son sabrosas. (the apples)

C. Answer the following questions in the __negative__:

1. ¿Comerá Ud. esta manzana?

   _____

2. ¿Están aquellos médicos en el hospital?

   _____

3. ¿Le duele esta pierna?

   _____

4. ¿Se lava Ud.los dientes tres veces al día?

   _____

5. ¿Quiere Ud. este cepillo de dientes o aquél?

   _____

6. ¿Quién da de alta a un enfermo en el hospital?

   _____

7. ¿Le dolió al enfermo la inyección?

   _____

8. ¿Mastica usted bien la comida?

   _____

D. Rewrite the following sentences, using the corresponding form of the given __reflexive verbs__ in the __present tense__:

1. La enfermera (sentarse) en la silla.

   _____

2. El paciente (ponerse) la bata.

_____

3. Los enfermos (tomarse) el jugo.

_____

4. La señora (acostarse) tarde todos los días.

_____

5. Nosotros (quejarse) del dolor.

_____

6. ¿Cuándo (marcharse) el joven del hospital?

_____

7. El médico (marcharse) del cuarto de Rayos X.

_____

8. Los niños (lavarse) los dientes tres veces al día.

_____

9. ¿A qué hora (levantarse) ellos?

_____

10. ¿(bañarse)Ud. por la mañana o por la tarde?

_____

E. Give the affirmative commands for tú and usted corresponding to the following statements:

1. Él habla con la enfermera.

(tú) _____

(usted) _____

2. El doctor examina las radiografías.

(tú) _____

(usted) _____

3. María trae las píldoras.

(tú) _____

(usted) _____

4. La madre sirve un vaso de jugo.

(tú) _____

(usted) _____

5. El niño viene por la tarde.

(tú) _____

(usted) _____

F. Fill in the blanks with the proper negative commands for the given verbs and subjects:

1. (desayunar) No _____ usted en la cama.

2. (acostarse) No _____ (tú) tarde.

3. (dar) No _____ usted órdenes a la enfermera.

4. (ir) No _____ (tú) a la cafetería.

5. (poner) No le _____ ustedes la almohada.

6. (despertarse) No _____ (tú) temprano.

7. (hablar) No _____ ustedes bajito.

8. (tomar) No _____ (tú) la píldora por la mañana.

9. (hacer) No _____ mal las cosas. (tú)

10. (decir) No _____ palabras feas. (Tú)

G. Use the corresponding words from the list below to complete the sentences:

almuerzan	doce	graves
dos	cafetería	anciano
tarde	temprano	del
noches	yo	antibióticos
estómago	mañana	casa

1. Hay _____ que me acuesto _____.

2. El hospital tiene _____ cafeterías.

3. Por la _____ me siento muy cansada.

4. Anoche se durmió _____.

5. _____ tengo algunos casos que son _____.

6. El _____ no reacciona a los _____.

7. Mañana se va _____ hospital para la _____.

8. Esa _____ es para todo el público.

9. A las _____ del día las enfermeras _____ en la cafetería.

10. La enfermera Rodríguez no se siente bien del _____.

H. Write a full sentence in Spanish with each of the following words:

1. efectivamente

   _____

2. pulmonía

   _____

3. especial

_____

4. dormirse

_____

5. apetito

_____

6. cafetería

_____

I. Rewrite the following sentences, using the verbs in
parenthesis in the corresponding form of the Imperfect
tense:

1. La enfermera de mamá (ser) muy trabajadora.

_____

2. Ella (trabaja) mucho por la mañana antes de ir a la escuela.

_____

3. Los especialistas (complacer) al enfermo.

_____

4. Nosotros (sentirse) muy cansados después de trabajar.

_____

5. Usted (desayunarse) siempre temprano cuando estaba en el
hospital.

_____

6. Yo (tener) la pierna partida y no podía caminar.

_____

7. Mis amigos (ir) a verme por la tarde al hospital.

_____

8. El enfermo (acostarse) muy tarde, porque no tenía sueño.

_____

J. Translate into Spanish:

1. The hospital has two cafeterias.

_____

2. I like to please him.

_____

3. My stomach does not feel good.

_____

4. Bring me my pills and take away the pillow.

_____

5. Today we have a big appetite.

_____

6. Several nurses are speaking at a table.

_____

7. This cafeteria is only for nurses and doctors.

_____

8. In the hospital there is a poor old man with pneumonia.

   _____

9. He does not react to the antibiotics.

   _____

10. The director spends the entire day giving you orders.

    _____

UNIT VIII

Name _____

Section _____

Date _____

Dictation

A. Write the sentences given by your Instructor:

_____

_____

_____

_____

_____

_____

_____

_____

_____

B. Rewrite the following sentences placing the given object
pronouns instead of the nouns underlined:

1. (lo) Ya verás el periódico.

   _____

2. (las) Juan ve las revistas todos los días.

   _____

3. (te) El médico examina la pierna (a ti).

   _____

4. (nos) La enfermera pone la inyección. (a nosotros)

     _____

5. (les) El técnico hace los análisis de sangre a los enfermos.

     _____

6. (me) Mamá trae un vaso de jugo de naranja. (a mí)

     _____

7. (nos) El empleado no lleva a la sala de fisioterapia .
         (a nosotros)

     _____

8. (la) Juan llama a la enfermera para hablar con ella.

     _____

9. (le) Ella avisó por teléfono al médico.

     _____

10. (me) Mi papá compró unos libros para mí.

     _____

C. Change the following sentences into the plural:

1. Ya el enfermo está listo para ir al hospital.

     _____

2. ¿Es muy grande la fractura?

     _____

3. Ella hablará con el técnico de laboratorio.

     _____

4. El médico se dirige al ascensor.

   _____

5. Ésa es la puerta de entrada.

   _____

6. La empleada entró en la oficina.

   _____

7. El médico estaba examinándola.

   _____

8. La voy a usar a partir de ahora.

   _____

9. La hermana le entrega la tarjeta a la empleada.

   _____

10. Aquí tiene usted al paciente.

    _____

D. Rewrite the following sentences, placing the given object
   pronouns in the proper position (use the two possible forms):

   1. (me) El médico está esperando ahora en la oficina.

      _____

      _____

   2. (te) Mi hermana va a escribir muy pronto.

      _____

      _____

   3. (le) La enfermera tiene que poner una inyección.

      _____

      _____

4. (nos) Ellas están empujando en la silla de ruedas.

_____

_____

5. (la) Mis padres fueron a visitar ayer por la noche.

_____

_____

6. (los) El empleado va a buscar ahora en seguida.

_____

_____

7. (las) El especialista quiere examinar por la noche en la consulta.

_____

_____

8. (lo) Ella fue a ver en el cuarto de Rayos X.

_____

_____

E. Rewrite the following commands, placing the given object pronoun in the proper position:

1. (lo) Come tú   lo = el pan

_____

2. (la) No lleve Ud.   la = la muleta

_____

3. (la) No lea tan temprano.   la = la revista

_____

4. (las) Mire usted.   las = las radiografías

_____

5. (los) Examina tú   los = los análisis

_____

F. Complete the following sentences with the appropriate word
   of the given list:

   1. El enfermo está _____ para ir a la sesión de _____.

   2. _____ es la puerta de entrada.

   3. No _____ que el departamento estaba en el sótano.

   4. La enfermera _____ la silla de _____.

   5. El médico habló con el _____ de laboratorio.

   6. Aquí tienes al _____ Juan González.

   7. El niño y la enfermera se _____ al ascensor de

      los _____.

   8. Coge las _____ y ayúdate con ellas.

   9. _____ cuando Juan termine los ejercicios.

   10. La enfermera _____ al chico al _____.

lleva	pasillo	avísame
listo	fisioterapia	esa
empuja	sabía	muletas
ruedas	técnico	pacientes
paciente	dirigen	

G. Rewrite the following sentences substituting the underlined
   object noun with the corresponding object pronoun, placing
   them in the appropriate position:

   1. El paciente tomaba <u>el jugo de naranja</u> cuando llegó el médico.

      _____

2. La enfermera leyó <u>la hoja clínica</u> y el paciente escuchaba.

   _____

3. Los especialistas examinaron <u>unas radiografías</u> por la mañana.

   _____

4. El médico habló <u>con el padre de Juan.</u>

   _____

5. La hermana de Pedro estaba visitando <u>a Juan</u> cuando sonó el teléfono.

   _____

6. Juan va a usar <u>las muletas</u> hasta el mes de junio.

   _____

7. ¿Vas a comerte <u>la comida</u>?

   _____

8. María llamó <u>a dos médicos.</u>

   _____

9. ¿Quién nos pone <u>una inyección</u> en el hospital?

   _____

10. Mi padre compró <u>unas muletas</u> en la farmacia.

    _____

H. Write a sentence in Spanish with each of the following words:

1. recepción

   _____

2. frecuentemente

_____

3. ascensor

_____

4. cuidado

_____

5. primero

_____

6. sótano

_____

I. Change to the negative:

1. Examínelas ahora mismo.

_____

2. Visíteme todos los días.

_____

3. Cómaselas en seguida.

_____

4. Póngasela.

_____

5. Dímelo.

_____

6. Búsquemela por la mañana.

_____

7. Acuéstate temprano por la noche.

_____

8. Siéntate en la silla.

_____

J. Answer the following questions in Spanish:

1. ¿Dónde está el departamento de fisioterapia?

_____

2. ¿Que clase de jugo tomará Ud.?

_____

3. ¿Tiene ascensor su casa ?

_____

4. ¿Va Ud. hoy al hospital?

_____

5. ¿Quién examinará las radiografías en el hospital?

_____

K. Write in Spanish a short composition of no less than fifty
words about a visit to the hospital (Una visita al hospital):

_____

_____

_____

_____

_____

_____

_____

_____

_____

_____

L. Write the following sentences in Spanish:

1. The nurse hands the chart to Josephine.

   _____

2. That is the entrance to the emergency room.

   _____

3. Sit down on the wheel chair right now.

   _____

4. Put on your bathrobe first.

   _____

5. Take the crutches.

   _____

6. She does not demand as much as Paul.

   _____

7. I will show you how to walk with the crutches.

_____

8. There is an old lady waiting in the room.

_____

9. The assistant fastens a belt around Michael.

_____

10. Carl, move the right leg.

_____

UNIT IX

Name _____

Section _____

Date _____

Dictation

A. Write the sentences given by your Instructor:

_____

_____

_____

_____

_____

_____

_____

_____

_____

_____

B. Translate into English:

1. Yo no tengo miedo.

_____

2. Dora estaba en el salón de fisioterapia.

_____

3. Yo esperaré aquí.

_____

4. José sube y baja la escalera.

_____

5. ¿Movió usted el vientre hoy?

_____

C. Write a full sentence in Spanish with each of the following words:

1. bajar

_____

2. plataforma

_____

3. alrededor

_____

4. sonreír

_____

5. escalón

_____

D. Replace the underlined noun or nouns by the proper object pronouns:

1. Quiere aprender a manejar las muletas.

_____

2. Pablo corrige los errores a Juan.

_____

3. La enfermera dio <u>la hoja clínica</u> <u>al médico</u>.

_____

4. María dará <u>la información</u> <u>a la empleada</u>.

_____

5. El cirujano operó <u>la pierna</u> <u>al paciente</u>.

_____

E. Rewrite the following sentences, using the verb given in the <u>Present</u> and <u>the Preterite</u>:

1. Juan (querer) caminar con muletas.

_____ ahora mismo.

_____ antes.

2. Los pacientes (sentarse) en las sillas de ruedas.

_____ ahora.

_____ ayer.

3. Su hermana no (pensar) dormir en el hospital.

_____ esta noche.

_____ anoche.

4. Mi padre (tener) dolor de cabeza.

_____ hoy.

_____ ayer.

5. Yo no (entender) lo que dice el médico.

_____ en esta receta.

_____ en aquella receta.

F. Translate the Spanish words into English and the English words into Spanish:

1. traducir _____

2. to be thankful _____

3. escupir _____

4. desfallecido _____

5. slow _____

6. a cargo _____

7. alone _____

8. mover el vientre _____

9. weak _____

10. palabra _____

G. Give the Gerund for the following verbs:

1. tomar _____   6. querer _____

2. pedir _____   7. poder _____

3. servir _____   8. morir _____

4. dormir _____   9. vestir _____

5. contar _____   10. dar _____

H. Write a short composition in Spanish of no less than 50 words about a visit to the doctor (una visita al médico):

_____

_____

_____

_____

_____

_____

_____

_____

_____

_____

I. Complete the following sentences with the appropriate word on

the list below:

1. Me partí la _____anoche.

2. Si aprende en _____ se irá del hospital hoy.

3. Juan se _____ en la silla de _____.

4. Ellos aprenden a manejar las _____en el hospital.

5. Juan no tiene _____.

6. El ayudante _____al paciente por el _____.

7. ¿_____Ud. frecuentemente?

8. El enfermo _____ mucho.

9. ¿Quieres que te escriba las _____ en el cuaderno?

pierna	sostiene
seguida	miedo
muletas	sienta
traducciones	cinturón
orina	ruedas
escupió	

J. Translate into Spanish:

1. Two doctors are working at the ward.

_____

2. We like to please the nurse.

---

3. This room is only for heart patients.

---

4. Yesterday I had a broken leg.

---

5. There was an old lady in the room when I entered.

---

6. My leg is hurting a lot.

---

7. Sam did not <u>react</u> to the treatment.

---

8. The patient will not be afraid.

UNIT X

Name _____

Section _____

Date _____

Dictation

A. Write the sentences given by your Instructor:

_____

_____

_____

_____

_____

_____

_____

_____

_____

B. Translate into English:

1. Aquí traigo al enfermo.

_____

2. ¿Sabe Ud. cuándo viene el doctor?

_____

3. Pepe parece un experto caminando con las muletas.

_____

4. La mamá dijo que pasaría por el hospital.

_____

5. Al poco rato llegó Luis en la silla de ruedas.

_____

C. Write a full sentence in Spanish with each one of the following words:

1. olvidar(se) _____

2. nunca _____

3. cansado _____

4. triste _____

5. impaciente _____

6. extrañar _____

7. cariñosas _____

8. gastos _____

D. Fill in the blanks with the words in the parentheses, using the verbs in the Conditional tense:

(visitar a mi hermano)

1. Yo _____ en el hospital si

tuviera tiempo.
tuviese

(poner una inyección)

2. El médico le _____ para calmarle el

dolor de la pierna.

(hacer las radiografías)

3. El técnico te _____ de la pierna

en seguida si <u>tuviera</u> tiempo.
     <u>tuviese</u>

(pasar por el cuarto)

4. El especialista dijo que _____ a

ver a Juan antes de irse.

(curarse pronto)

5. Juan _____ si <u>comiera</u> bien
            <u>comiese</u>

en el hospital.

E. Rewrite the following sentences, using the verbs in the

<u>Future</u> and the <u>Preterite</u>:

1. Pepe (comer) en el hospital.

_____

_____

2. Nos (gustar) hablar con el médico.

_____

_____

3. ¿Cuándo (venir) las enfermeras?

_____

_____

4. ¿Quién (partir[se]) la pierna?

_____

_____

5. (Deber) ir en la ambulancia para cuidar al enfermo.

_____

_____

F. Translate the Spanish words into English, and the English
words into Spanish:

1. noon _____   6. anterior _____

2. segura _____   7. with me _____

3. to remember _____   8. bill _____

4. to release _____   9. abonar _____

5. sad _____   10. to miss _____

G. Complete the following sentences using the verbs in parentheses
in the Conditional tense to express courtesy or modesty:

(abonar)

1. ¿_____ Ud. la cuenta ahora mismo?

(pedir)

2. Yo _____ más jugo de naranja.

(ayudar)

3. ¿Me _____ Ud. a mover la silla de ruedas?

(tomar)

4. ¿Se _____ Ud. la medicina ahora mismo?

(tener)

5. ¿_____ Uds. la amabilidad de decirme dónde
está la sala de emergencia?

H. Complete the following sentences with the prepositions <u>POR</u>
or <u>PARA</u>:

1. Hace una hora que salió _____ la sesión de la
fisioterapia.

2. Puedo irme _____ casa hoy mismo.

3. La enfermera vendrá _____ las seis de la tarde.

4. La enfermera Sánchez viene _____ el pasillo.

5. Ella trae un libro _____ el enfermo.

6. Las radiografías fueron examinadas _____ el
especialista.

7. Ud. debe pasar _____ la administración ahora mismo.

8. La cuenta es _____ más de doscientos dólares.

9. La ambulancia llevará a Juan _____ la casa.

10. Dígame cuánto es, _____ darle el dinero.

11. Le cobraré veinte dólares _____ las radiografías.

12. Nosotros no dormimos bien _____ las noches.

I. Write a compound sentence in Spanish using the following
Relative Pronouns:

1. quien

_____

2. que

_____

3. de quien

_____

4. el cual

_____

5. quienes

_____

6. los que

_____

J. Underline the conjugated verbs in the following paragraph and
then rewrite the fragment using the verbs in the Imperfect
tense:

Son las dos de la tarde. María y Ana esperan en el cuarto.
Ana está impaciente porque Juan no llega. María la calma
y le dice que las sesiones de fisioterapia   demoran
mucho.

_____

_____

_____

_____

_____

_____

K. Rewrite the above paragraph using the verbs in the Future tense:

_____

_____

_____

_____

_____

_____

L. Underline the conjugated verbs in the following paragraph and
then rewrite the fragment using the verbs in the Preterite
tense:

Juan regresa de la sesión de fisioterapia. La enfermera
viene con él. Juan dice que los ejercicios son fáciles.
Juan se siente bien después de hacer los ejercicios y
quiere irse del hospital esa misma tarde.

LL. Rewrite the above paragraph, using the verbs in the Future
tense, and preserving its meaning.
